教育部人文社会科学研究青年基金"'生物心理社会'医学模式下医患沟通教育的理论与实践研究"（17YJC880097）
湖南省教育厅优秀青年项目"医疗新常态下医患沟通教育的困境与出路研究"（21B0385）

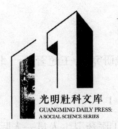

光明社科文库
GUANGMING DAILY PRESS:
A SOCIAL SCIENCE SERIES

·法律与社会书系·

医患沟通教育的
理论与实践研究

王 超 | 著

光明日报出版社

图书在版编目（CIP）数据

医患沟通教育的理论与实践研究 / 王超著 . -- 北京：
光明日报出版社，2022.8
ISBN 978 - 7 - 5194 - 6766 - 1

Ⅰ.①医… Ⅱ.①王… Ⅲ.①医药卫生人员—人际关系学 Ⅳ.①R192

中国版本图书馆 CIP 数据核字（2022）第 160481 号

医患沟通教育的理论与实践研究

YIHUAN GOUTONG JIAOYU DE LILUN YU SHIJIAN YANJIU

著　者：王　超

责任编辑：许　怡　　　　　　　　责任校对：郭嘉欣
封面设计：中联华文　　　　　　　责任印制：曹　净

出版发行：光明日报出版社
地　　址：北京市西城区永安路 106 号，100050
电　　话：010 - 63169890（咨询），010 - 63131930（邮购）
传　　真：010 - 63131930
网　　址：http：// book. gmw. cn
E - mail：gmrbcbs@ gmw. cn
法律顾问：北京市兰台律师事务所龚柳方律师

印　　刷：三河市华东印刷有限公司
装　　订：三河市华东印刷有限公司
本书如有破损、缺页、装订错误，请与本社联系调换，电话：010-63131930

开　　本：170mm×240mm
字　　数：205 千字　　　　　　　印　　张：15
版　　次：2023 年 5 月第 1 版　　印　　次：2023 年 5 月第 1 次印刷
书　　号：ISBN 978 - 7 - 5194 - 6766 - 1
定　　价：95. 00 元

目 录
CONTENTS

第一章 绪 论

第一节 研究背景与意义

良好的医患沟通是建构和谐医患关系的关键所在，亦是确保医疗服务质量的重要保障。库尔茨（2018）指出，"沟通是一种临床核心技能，对临床能力至关重要。知识储备、沟通技能、解决问题能力以及体检能力是临床能力的 4 个要素，共同构成了良好临床实践的本质。沟通技能并不是医学教育的额外附加科目，这是因为，如果缺乏恰当的沟通技能，我们的知识及脑力劳动，将会白白浪费"[1]。换言之，"不会沟通，知识便一无是处"[2]。事实上，有效的医患沟通可以提升患者的安全感、依从性、满意度进而改善诊疗效果，也有助于降低医疗事故发生概率，减少患者投诉和

---

[1] ［英］库尔茨. 医学沟通技能教与学 ［M］. 2 版. 王锦帆，译. 北京：人民卫生出版社，2018：1-2.

[2] ［英］库尔茨. 医学沟通技能教与学 ［M］. 2 版. 王锦帆，译. 北京：人民卫生出版社，2018：序言.

医患纠纷。多项实证研究已经表明，良好的医患沟通有助于调节患者的情绪，促进对医疗相关信息的理解，更好地识别患者的心理需求和治疗期望。①②③ 同时，有效的医患沟通可以成为安慰、支持、激励的来源，有助于提升患者对医生群体工作的满意度，增强患者的自信心，从而产生对健康状况的积极看法④⑤；具有较好沟通能力和社交技巧的医生能够更早地发现问题，防止医疗事故、减少医疗事故投诉，从而赢得患者的信任和理解，并以更低的护理成本带来更高质量的诊疗效果和更好的患者满意度。⑥

然而，现实中的医患沟通交流却并不尽如人意。虽然有研究表明，每位医生在其职业生涯内至少要与患者进行 20 万次的临床诊断与咨询⑦，但诊断咨询的质量却有待提高。Ha J F 等（2010）指出，"大多数对医生的投诉都与沟通问题有关，而不单单是诊疗能力问题。患者希望医生能够熟练地诊断和治疗他们的疾病，并与他们进行有效沟通"⑧。Tongue J 等

① BREDART A, BOULEUC C, DOLBEAULT S. Doctor-patient Communication and Satisfaction with Care in Oncology [J]. Current Opinion in Oncology, 2005, 17 (04): 351-354.

② ARORA N K. Interacting with Cancer Patients: The Significance of Physicians' Communication Behavior [J]. Social Science & Medicine, 2003, 57 (05): 791-806.

③ PLATT F W, KEATING K N. Differences in Physician and Patient Perceptions of Uncomplicated UTI Symptom Severity: Understanding the Communication Gap [J]. International Journal of Clinical Practice, 2007, 61 (02): 303-308.

④ KAPLAN S H, GREENFIELD S, WARE JR J E. Assessing the Effects of Physician-patient Interactions on the Outcomes of Chronic Disease [J]. Medical Care, 1989: S110-S127.

⑤ SKEA Z, HARRY V, BHATTACHARYA S, et al. Women´s Perceptions of Decision-making about Hysterectomy [J]. BJOG: An International Journal of Obstetrics & Gynaecology, 2004, 111 (02): 133-142.

⑥ CLACK G B, ALLEN J, COOPER D, et al. Personality Differences between Doctors and Their Patients: Implications for the Teaching of Communication Skills [J]. Medical Education, 2004, 38 (02): 177-186.

⑦ [英] 库尔茨. 医学沟通技能教与学 [M]. 2 版. 王锦帆, 译. 北京: 人民卫生出版社, 2018: 9.

⑧ HA J F, LONGNECKER N. Doctor - patient Communication: A Review [J]. Ochsner Journal, 2010, 10 (01): 38-43.

（2005）提及，医生往往会高估自己的沟通能力。75%的受访骨科医生认为他们与患者的沟通令人满意，但只有21%的患者认为与医生的沟通令人满意。① 库尔茨（2018）更是从"问询患者就诊原因的过程出现的问题""收集信息的过程中出现的问题""对患者病情解释及制订治疗计划过程中出现的问题""患者的配合程度""医—法问题""医患间缺失共鸣和理解"等6个方面对医患沟通面临的实际问题进行了归纳总结。② 例如，54%的患者对就诊过程发生过抱怨现象，其中45%的患者表示他们的担忧没有被医生重视；在所有接受调查的受访者中，有50%的患者认为和医生对产生病情的主要原因不能达成共识；只有极少数的保健专业医生能够识别出60%以上患者的主要需求和担忧；律师们发现，70%以上由患者提出医疗诉讼的首要原因，是医生的沟通和态度问题；加拿大全国每年由于患者未遵守医嘱服药或不服药造成的处方药浪费价值高达50亿加币，约占全年处方药物总使用量（103亿加币）的50%。据不完全统计，加拿大和美国由于患者的不配合造成的资源和经费浪费（包括过多就诊、实验室试验、额外的药物花费、不必要的住院和接受护理、失去生产力及早逝等）预计为70亿~90亿加币和达到至少1000亿美元的数额。③

在此情形下，如何采取有效措施，如开展知识学习、技能培训以提升医患沟通能力、构建和谐医患关系就显得尤为重要。应当说，"并不是每个医生天生都具有优秀的沟通天赋和技巧；相反，如果让医生学习医患沟

---

① TONGUE J, EPPS H R, FORESE L L. Communication Skills for Patient-centered Care: Research-based, Easily Learned Techniques for Medical Interviews that Benefit Orthopaedic Surgeons and Their Patients [J]. JBJS, 2005, 87 (03): 652-658.

② ［英］库尔茨. 医学沟通技能教与学 [M]. 2版. 王锦帆，译. 北京：人民卫生出版社，2018：9-11.

③ ［英］库尔茨. 医学沟通技能教与学 [M]. 2版. 王锦帆，译. 北京：人民卫生出版社，2018：9-11.

通理论、掌握和实践沟通技能，并且有足够的激励措施让他们不断提升，就能够改善他们的沟通能力"①。为此，国际社会对医患沟通教育保持了持续关注，发布了一系列的研究共识声明。例如，1991 年的《多伦多医患沟通共识声明》（*Doctor-patient Communication：The Toronto Consensus State-ment*）；1999 年的《医学教育中的沟通教学与评估：一项国际共识声明》（*Communication Teaching and Assessment in Medical Education：An International Consensus Statement*）；2000 年的《医生的沟通技巧：与患者和家人有效沟通的指南》（*Communication Skills for Doctors：A Guide to Effective Communication with Patients and Families*）；2001 年的《医疗沟通的基本要素：卡拉马佐共识宣言》（*Essential Elements of Communication in Medical Encounters：The Kalamazoo Consensus Statement*）；2010 年的《德语国家医学教育中的沟通和社会能力：巴塞尔共识声明》（*Communication and Social Competencies in Medical Education in German-speaking Countries：The Basel Consensus State-ment*）；2013 年的《关于健康专业核心沟通课程学习目标的欧洲共识》（*European Consensus on Learning Objectives for a Core Communication Curriculum in Health Professions*）；2016 年的《拉丁美洲、葡萄牙和西班牙对本科医学教育的核心沟通课程达成共识》（*A Latin American，Portuguese and Spanish Consensus on a Core Communication Curriculum for Undergraduate Medical Education*）等。

国外医患沟通教育体系也日渐成型。以英国、美国为例。在英国，1993 年英国医学总会（*General Medical Council，GMC*）发布了《明日医生：对本科医学教育的建议》（*Tomorrow's Doctors：Recommendations on Un-*

---

① LEE S J, BACK A L, BLOCK S D, et al. Enhancing Physician-patient Communication [J]. ASH Education Program Book, 2002 (01)：464-483.

dergraduate Medical Education），将沟通能力界定为医学毕业生的核心能力，并要求开设沟通技巧课程。2008 年，英国本科医学教育临床交流委员会（*UK Council of Clinical Communication in Undergraduate Medical Education*）发布了《英国关于本科医学教育交流课程内容的共识声明》（*UK Consensus Statement on the Content of Communication Curricula in Under-graduate Medical Education*）；2018 年发布了《关于更新英国本科医学教育核心沟通课程的共识声明》（*Consensus Statement on an Updated Core Communication Curriculum for UK Undergraduate Medical Education*）。在美国，1998 年美国医学院校协会（*Association of American Medical Colleges*）发布了《医学生教育的学习目标：医学院指南》（*Learning Objectives for Medical Student Education：Guidelines for Medical Schools*）要求重视医学生医患沟通能力的培养。1999 年，该学会根据指南要求，制作了《医学中的沟通》（*Communication in Medicine*）报告，专门用以指导其所属医学院开展医患沟通教学，并对本科医学教育提出了具体的教学目标和行动方案。① 2001 年，美国研究生医学教育认证委员会（Accreditation Council for Graduate Medical Education）提出"效果工程（outcome project）"，对"医患沟通技能"进行了界定，并系统总结了沟通教学与评估方法。②

相较而言，我国医患沟通教育体系建设虽然取得了巨大进步，但仍然存在一些不足。2008 年，教育部制定出台了《本科医学教育标准——临床医学专业（试行）》，该文件在多处提到"沟通交流"这一词语。例如，

---

① 古津贤，李大钦. 多学科视角下的医患关系研究 [M]. 天津：天津人民出版社，2009：56-57.

② 古津贤，李大钦. 多学科视角下的医患关系研究 [M]. 天津：天津人民出版社，2009：57-58.

在培养目标规定上，将进行交流的意识和能力纳入"思想道德与职业素质目标"和"技能目标"；在设置临床医学课程时需要"确保学生获得足够的临床经验和能力"，"临床能力包括病史采集、体格检查、辅助检查、诊断与鉴别诊断、制订和执行诊疗计划、临床操作、临床思维、急诊处理、沟通技能等"；在学业成绩评定上，要求"全面评价学生的知识、技能、行为、态度和分析与解决问题的能力、获取知识的能力及人际交流的能力"。但我国医患沟通教育体系建设仍然存在一些问题。例如，贯穿医务工作者职业生涯的医患沟通教育体系尚未成型；医患沟通课程体系建设滞后，普及推广程度不足；医患沟通教育涉及的教学内容、教学方法、教学模式、教学评估等方面缺乏系统深入研究。

在此情形下，审视和研究我国医患沟通教育的理论与实践的研究课题就显得尤为必要。一方面，从理论层面看，尚需进一步阐释医患沟通教育的基础理论，包括核心范畴、发展脉络、基本理念、功能价值、体系要素等。特别应定位于教育层面而不是技能层面思考医患沟通教育对医学教育的价值和意义，对育人与打造社会教育功能方面发挥的作用。在生物医学社会模式下，基于以人为本和"以患者为中心"的理念分析医患沟通教育的本质特征、内涵展开，探求和谐医患关系养成的教育体制、机制，从而在教育层面拓展医学与社会关系理论的研究视野。

另一方面，从教育实践建构层面看，需要进一步加强我国医患沟通教育体系建设。从体系层面看，医患沟通教育体系建设应当是教育定位、内容、方法、评估等方面的整体建设。其建设的"本土化""在地化"要求，需要构建符合医患沟通教育一般规律同时又切合中国实际的医患沟通教育体系；其建设的"时代性""创新性"要求，需要反映信息技术时代医患沟通教育新特征，尝试远程医疗、信息化沟通的新路径，从而促进医疗信息的双向流动，降低因沟通不畅导致医患误解、分歧、冲突的可能性，通过沟通交流在"医者"与"患者"之间形成以信任为纽带、以信息交流为基础、以平等对话为手段的和谐医患关系。

　　总之，医患沟通教育是值得进一步加以研究的重要论题。对处在新时代医学教育稳步推进发展时期的中国而言，客观扫描现有医患沟通教育的实践运行情况，提出改进完善的建议措施将有助于提升教育教学质量和实现培养卓越医生的目标。

第二节　国内外研究现状

　　现代意义的医患沟通教育起始于 20 世纪五六十年代。1957 年，Michael Balint 在其著作《The Doctor, His Patient and the Illness》中强调了良好医患沟通的重要性。[①] 之后，Korsch B M 等相继发表了一些有关医患关系的论文。[②] 再然后，随着"以患者为中心"理念的逐步深入，医患沟通技能培训逐渐在医学教育中引起重视。1991 年，《多伦多医患沟通共识声明》发布。以此为契机，英国、美国、加拿大等国家开始将"医患沟通能力"纳入医学生培养目标，并在医学院校中开设医患沟通课程。从研究情况来看，多年来，围绕着医患沟通教育体系的建设、实施，国内外学者

①　MICHAEL BALINT. The Doctor, His Patient and the Illness [M]. London: Pittman Medical Publishing Co. 1957: 355.

②　KORSCH B M, GOZZI E K, FRANCIS V. Gaps in Doctor - patient Communication: I. Doctor-patient Interaction and Patient Satisfaction [J]. Pediatrics, 1968, 42 (05): 855-871; KORSCH B M, FREEMON B, NEGRETE V F. Practical Implications of Doctor-patient Interaction Analysis for Pediatric Practice [J]. American Journal of Diseases of Children, 1971, 121 (02): 110-114.

从理论和实践层面做出了建设性研究。

一、国外研究现状

医患沟通教育是有关医患关系（Doctor-patient relationship）、医患沟通（Doctor-patient communication）、沟通技能（communication skills）、沟通课程（communication curriculum）等多主题领域的研究论题。以 Doctor-patient communication 为搜索项在 PubMed 上可以获得大约 3100 项结果，在 Google scholar 上可以获得大约 196000 项结果。① 笔者认为主要围绕医患关系、医患沟通、医患沟通教育 3 个方面展开。

（一）关于医患关系的研究

"医学作为一种致力于以有尊严的方式诊疗和护理患者的职业，其目标的实现在很大程度上取决于稳定和信任的医患关系。"② 为此，国外学者较早关注到这一领域，并从"对医患关系的认识""医患关系演进发展模式""医患关系理论"等论题展开了研究。

就"医患关系重要性的认识"论题，研究者运用理论和实证研究方法展开了分析。在理论分析层面，Hall J A 等（1981）指出，良好的医患关系可以调节患者情绪，促进对医疗信息的理解，并能够更好地了解患者需求、感知和期望③；Egbert L D 等（1993）认为，医患关系的质量与身体改善成正相关。医生需要了解患者的文化因素和社会经济背景，与他们的

① 检索时间为 2022 年 2 月 12 日。
② CHANDRA R V, ARUNA C N, NANDAKISHORE K J, et al. Doctor-patient Relationship: A Review [J]. IJOCR, 2013, 1 (01): 11-13.
③ HALL J A, ROTER D L, RAND C S. Communication of Affect between Patient and Physician [J]. Journal of Health and Social Behavior, 1981 (01): 18-30.

患者进行较好的交流①；Kaplan S H 等（1989）研究指出，有效的医患关系和良好的沟通可以成为激励、安慰和支持的源泉②；Chandra R V 等（2013）提出，相互尊重、信任以及对疾病和生命存在共同的价值观，对于患者疾病治愈有重要意义，也有助于提升诊断准确性③。在实证研究层面，Orth J E 等（1987）发现，在就医过程中，如果允许患者不受干扰地表达他们对健康的担忧，那么，患者的血压下降幅度会更大④；Fallowfield L J 等（1990）指出，患者更多地参与治疗计划可以提高满意度、依从性和治疗效果。当患有严重疾病的患者认为自己已经从医生那里获得了足够的信息，他们的心理压力水平会降低⑤；Stewart M A（1995）认为，医患之间良好的沟通对患者适应癌症及其治疗有积极的影响⑥。

就"医患关系演进发展模式"论题，研究者们发现与"以医生为中心"的模式大不相同，近现代社会的平等倾向已经渗透到医患关系建构当中。Chandra R V 等（2013）指出，从发展演进看，存在"家长式""知情式"和"共享式"3 种模式。在"家长式"模式下，患者对医生存在专业

---

① EGBERT LD, BATTIT GE, WELCH CE, BARLETT M. Reduction of Postoperative Pain by Encouragement and Follow-up of a Breast Cancer Patient［J］. Supportive Care in Cancer. 1993（01）：263-265.

② KAPLAN S H, GREENFIELD S, WARE JR J E. Assessing the Effects of Physician-patient Interactions on the Outcomes of Chronic Disease［J］. Medical Care, 1989：S110-S127.

③ CHANDRA R V, ARUNA C N, NANDAKISHOREK J, et al. Doctor-patient Relationship: a Review［J］. IJOCR, 2013, 1（01）：11-13.

④ ORTH J E, STILES W B, SCHERWITZ L, et al. Patient Exposition and Provider Explanation in Routine Interviews and Hypertensive Patients' Blood Pressure Control［J］. Health Psychology, 1987, 6（01）：29.

⑤ FALLOWFIELD L J, HALL A, MAGUIRE G P, et al. Psychological Outcomes of Different Treatment Policies in Women with Early Breast Cancer Outside a Clinical Trial［J］. British Medical Journal, 1990, 301（6752）：575-580.

⑥ STEWART M A. Effective Physician-patient Communication and Health Outcomes: A Review［J］. CMAJ: Canadian Medical Association Journal, 1995, 152（09）：1423.

权威的依赖，被动地接受医生提出的治疗选择，患者自己的意见则常常被忽略。在"知情式"模式下，医患关系中医生主导的情况有所改变，双方形成了基于分工的伙伴关系。医生向患者传达相关治疗方案的信息及其风险，使患者能够做出知情的治疗决定。在"共享式"模式下，信息的交流变成双向的。医生和患者都会透露治疗偏好，并就诊疗决定达成一致。这种模式将患者视为一个拥有选择权和决策权的自主主体。① Kaba R 等（2007）认为，早期的医患关系是"以医生为中心"的。在那时，人们通常会认为患者无知，无法代表自己做决定。因此，告知患者医疗干预的不确定性和局限性只会破坏成功治疗的信念。然而，今天医生和患者之间产生了新的关系，这种关系基于合作而不是对抗。合作不仅必须考虑专业技术知识的应用，还必须考虑信息的交流，以帮助患者理解、控制和应对压倒性的情绪和焦虑。医生必须承担起技术专家和支持性人际角色的责任。基于此，相互参与、尊重和共同决策取代了被动听从。②

就"医患关系理论"论题，Mead N 等（2000）分析认为，存在 5 个理论维度和两种主要的测量方法。5 个理论维度分别是"生物—心理—社会模式"（biopsychosocial perspective）、"作为人的患者观念"（patient-as-person）、"权力共享和责任理论"（sharing power and responsibility）、"治疗同盟"（therapeutic alliance）、"医生即人"（doctor-as-person）。两种测量方法为自我报告工具（self-report instruments）和外部观察方法（external

---

① CHANDRA R V, ARUNA C N, NANDAKISHORE K J, et al. Doctor-patient Relationship: A Review [J]. IJOCR, 2013, 1 (01): 11-13.
② KABA R, SOORIAKUMARAN P. The Evolution of the Doctor-patient Relationship [J]. International Journal of Surgery, 2007, 5 (01): 57-65.

observation methods）。① Szasz T S 等（1956）提出了医患关系的 3 种理论形态，分别为主动—被动（active-passivity）、引导—合作（guidance-co-operation）和相互参与（mutual participation）。前两者是家长式的，以医生为中心，后一种则强调以患者为中心。②

（二）关于医患沟通的研究

"有效的医患沟通是建立良性医患关系的重要手段，它是医学的核心和艺术所在。"③ 国外关于医患沟通的研究主要围绕"良好医患沟通的价值意义""医患沟通中存在的问题""改进医患沟通的策略"等主题展开。

首先是"良好医患沟通的价值意义"。Ong L M L 等（1995）认为，医患沟通有助于实现 3 个主要目标：建立良好的人际关系、促进信息交流、让患者参与决策。④ Bredart A 等（2005）、Arora N K（2003）、Platt F W 等（2007）指出，良好的医患沟通有助于调节患者的情绪，促进对医疗相关信息的理解，更好地识别患者的心理需求和治疗期望。⑤⑥⑦ Hall J A

---

① MEAD N, BOWER P. Patient-centredness: A Conceptual Framework and Review of the Empirical Literature [J]. Social Science & Medicine, 2000, 51 (07): 1087-1110.

② SZASZ T S, HOLLENDER M H. A Contribution to the Philosophy of Medicine: The Basic Models of the Doctor-patient Relationship [J]. AMA Archives of Internal Medicine, 1956, 97 (05): 585-592.

③ HA J F, LONGNECKER N. Doctor - patient Communication: A Review [J]. Ochsner Journal, 2010, 10 (01): 38-43.

④ ONG L M L, DE HAES J C J M, HOOS A M, et al. Doctor-patient Communication: A Review of the literature [J]. Social Science & Medicine, 1995, 40 (07): 903-918.

⑤ BREDART A, BOULEUC C, DOLBEAULT S. Doctor-patient Communication and Satisfaction with Care in Oncology [J]. Current Opinion in Oncology, 2005, 17 (04): 351-354.

⑥ ARORA NK. Interacting with Cancer Patients: The Significance of Physicians' Communication Behavior [J]. Social Science & Medicine, 2003, 57 (05): 791-806.

⑦ PLATT F W, KEATING KN. Differences in Physician and Patient Perceptions of Uncomplicated UTI Symptom Severity: Understanding the Communication Gap [J]. International Journal of Clinical Practice, 2007, 61 (02): 303-308.

等（1981）、Herndon J H 等（2002）研究得出，与医生沟通良好的患者更有可能对护理质量感到满意，会遵循医嘱并坚持服药。①②

其次是"医患沟通中存在的问题"。Ha J F 等（2010）指出，在医患关系中，良好的沟通有许多障碍，包括患者的焦虑和恐惧、医生的工作负担、对诉讼的恐惧、对身体或语言虐待的恐惧以及不切实际的患者期望等。此外，还存在医务人员沟通能力下降、信息不公开、医生刻意回避、患者抵制等问题。③ Baugh A D 等（2020）提出，像大多数国家一样，在美国，75%~80%的医学生来自高收入阶层。由于偏爱自己的文化倾向，并且缺乏对不同文化的经验接触，约20%的医学生在毕业后对边缘人群的隐性偏见加剧。医学院的沟通技巧培训主要集中在通用文化符号上，强调知识获取和执行行为，缺乏跨文化交流培训从而导致沟通效果不佳。④

再次是"改进医患沟通的策略"。"并不是每个医生天生都具有优秀的沟通天赋和技巧；相反，如果让医生学习医患沟通理论，掌握和实践沟通技能，并且有足够的激励措施让他们不断提升，就能够改变他们的沟通方式。"⑤ Ha J F 等（2010）认为，可以从沟通技巧（communication skills）、沟通培训（communication training）、协作沟通（collaborative

---

① HALL J A, ROTER DL, Rand C S. Communication of Affect Between Patient and Physician [J] . Journal of Health and Social Behavior, 1981: 18-30.

② HERNDON J H, POLLICKK J. Continuing Concerns, New Challenges, and Next Steps in Physician-patient Communication [J] . JBJS, 2002, 84 (02): 309-315.

③ HA J F, LONGNECKER N. Doctor-patient Communication: A Review [J] . Ochsner Journal, 2010, 10 (01): 38-43.

④ BAUGH A D, VANDERBILT A A, BAUGH R F. Communication Training is Inadequate: The Role of Deception, Non-verbal Communication, and Cultural Proficiency [J] . Medical Education Online, 2020, 25 (01): 182-228.

⑤ LEE S J, BACK A L, BLOCK S D, et al. Enhancing Physician-patient Communication [J] . ASH Education Program Book, 2002 (01): 464-483.

communication）、冲突管理（conflict management）、健康信念（health beliefs）等 5 个方面入手提升医患沟通质量。当然，他也看到"改善行为可能会随着时间推移而效力递减，因此，练习新技能非常重要，并且应当定期对沟通行为进行反馈"①。

（三）关于医患沟通教育的研究

就医患沟通教育的重要性，一系列共识声明文件都进行了强调。例如，1991 年《多伦多医患沟通共识声明》指出，"医生和患者之间的有效沟通是一项核心临床职能。大多数重要的诊断信息来自访谈，医生的人际交往技能也在很大程度上决定了患者的满意度和依从性，并对健康结果产生积极影响"。2013 年《关于健康专业核心沟通课程学习目标的欧洲共识》提及，"在过去几十年中，医疗保健中的沟通已成为一个主要话题，医疗服务提供者的沟通能力对患者临床结果和医疗团队沟通的影响一直是一个重要的关注领域。研究表明，有效的临床沟通与患者满意度、依从性、回忆、症状缓解和护理生理结果之间存在明确的联系"。

从 20 世纪 90 年代开始，西方主要国家纷纷将医患沟通教育纳入医学教育体系，并将其视为重要的医学教育目标。Hargie O 等（1998）对英国医患沟通教育的情况进行了研究，指出自 1993 年英国医学总会发布《明日医生：对本科医学教育的建议》以来，医患沟通教育就被置于本科医学课程的核心位置。据统计，接受调研的 19 所医学院校都报告说，他们目前在 5 年本科课程中有超过 1 年提供了沟通技能培训。其中，15 所学校在本科课程的第 3 学年提供培训，13 所学校在课程的中间阶段，即第 2 学年

---

① HA J F, LONGNECKER N. Doctor-patient Communication：A Review [J]．Ochsner Journal, 2010, 10（01）：38-43.

和第 4 学年提供了培训。① 对当前医患沟通技能培训课程内容的调研发现，13 所学校将理论部分纳入了课程，而 15 所学校将理论和实践课程纳入了课程。各学校每节理论课的平均持续时间在 40 分钟到两小时，而实践课的规定时间在 1~3 小时。② Van D J 等（1989）对荷兰马斯特里赫特医学院医患沟通教育情况进行了分析，认为该学院沟通技巧培训计划呈现出 3 个特点：①它是连续的（每两周一次，从第 1 学年到第 6 学年）；②技能的复杂性逐渐增加（基本面谈技巧、面谈阶段、整个面谈、问题患者）；③实践情况（设备、角色扮演、模拟患者、真实患者）的复杂性逐渐增加。③ Novack D H 等（1993）对美国医学院医患沟通教育实施情况进行了研究，发现几乎所有医学院都提供医学面试和人际交往技巧方面的培训，许多来自不同学科的教师参与教学。医学院使用了多种有效的教学方法，包括模拟患者和角色扮演。④

二、国内研究现状

近年来，我国有关医患沟通教育的研究也逐步深入，学者们结合理论与实证方法展开了大量研究。以"医患沟通"为搜索项（篇名）在中国

---

① 有些学校在多个学期开设医患沟通技能培训。

② HARGIE O, DICKSON D, BOOHAN M, et al. A Survey of Communication Skills Training in UK Schools of Medicine: Present Practices and Prospective Proposals [J]. Medical Education, 1998, 32 (01): 25-34.

③ VAN D J, ZUIDWEG J, COLLET J. The Curriculum of Communication Skills Teaching at Maastricht Medical School [J]. Medical Education, 1989, 23 (01): 55-61.

④ NOVACK D H, VOLK G, DROSSMAN D A, et al. Medical Interviewing and Interpersonal Skills Teaching in US Medical Schools: Progress, Problems, and Promise [J]. Jama, 1993, 269 (16): 2101-2105.

知网上可以获得大约 2660 条结果，其中硕士论文 66 篇，核心期刊的论文数量为 194 篇；以"医患沟通教育"为搜索项（篇名）在中国知网上可以获得大约 120 条结果，其中硕士论文 1 篇，核心期刊的论文数量为 5 篇。①这些研究涉及教育学、医学、新闻学、哲学等多学科领域，笔者认为可以从 3 个层面对其进行归纳分析。

从政策层面看，医患沟通教育相关内容已经被明确写入医学教育标准。2008 年，教育部制定出台了《本科医学教育标准——临床医学专业（试行）》。该文件将"交流意识和能力"纳入"思想道德与职业素质目标"和"技能目标"，要求在进行临床医学课程规划时"确保学生获得足够的临床经验和能力"，并"全面评价学生的知识、技能、行为、态度和分析与解决问题能力、获取知识能力及人际交流能力"。2012 年，教育部、国家中医药管理局印发《本科医学教育标准——中医学专业（暂行）》的通知。该文件明确提出，"尊重患者及家属，认识到良好的医疗实践取决于医生、患者及家属之间的相互理解和沟通"，同时将"具有与患者及其家属进行有效沟通的能力，具有与同事和其他卫生保健专业人员等交流沟通与团结协作的能力"作为本科毕业生应达到的基本要求。

从教育实践层面看，医患沟通课程已经在我国部分高校当中开设。根据王锦帆、尹梅（2018）的整理，2002 年南京医科大学开设的"医患沟通学"应当是我国学校医患沟通教育的开端。之后，教育部在 2006 年将"医患沟通学"课程列入"十一五"国家级规划教材②，据不完全统计，到 2018 年国内已有过百家医学院校开设医患沟通类的课程。此外，在一

① 检索时间为 2022 年 2 月 24 日。
② 王锦帆，季晓辉，王心如. 构建"医患沟通学"的思考与探索［J］. 医学与哲学（人文社会医学版），2006（10）：48-49.

些医学院校毕业生临床实践技能考核中也增加了医患沟通能力的考核。从2010 年开始，全国高等医学院校大学生临床技能竞赛也已经将医患沟通的技能融入操作技能中。①

从理论研究情况看，一些专家学者已经意识到医患沟通教育的重要性，并展开了研究。主要代表如王锦帆、周桂桐、郭军、卢仲毅、刘江华、张铁山、陈磊、胡华、戴继灿、杜莲、刘虹、张春影、陈国栋、冯庚、张云德、余小萍等。具体来看，我国医患沟通教育的研究论题主要包括以下 3 个方面：

首先是翻译介绍国外医患沟通教育研究情况。例如，王锦帆翻译出版的《医学沟通技能教与学》②、杨雪松翻译出版的《医患沟通技巧》③、洪堃绿、王晓希、周馥翻译出版的《高效医患沟通的理论与方法》④、柳艳松等翻译出版的《医患沟通实训指导》⑤、钟照华等翻译出版的《医学沟通技能》⑥、刘彦珠等翻译出版的《美国医院医患沟通情景对话精选》⑦ 等。

其次是陆续出版的"医患沟通学教材"。例如，王锦帆主编的多部

---

① 王锦帆，尹梅. 医患沟通 [M]. 2 版. 北京：人民卫生出版社，2018：14.

② [英] 库尔茨. 医学沟通技能教与学 [M]. 2 版. 王锦帆，译. 北京：人民卫生出版社，2018.

③ [英] 乔纳森·西尔弗曼，[加] 苏珊·库尔茨，[英] 朱丽叶·德雷珀. 医患沟通技巧 [M]. 3 版. 杨雪松，译. 北京：中国科学技术出版社，2018.

④ [德] 卡特琳·罗肯保赫，[德] 奥利弗·德克尔，[德] 伊韦·施特贝尔·里希特. 高效医患沟通的理论与方法 [M]. 洪堃绿，王晓希，周馥，译. 北京：北京大学医学出版社，2020.

⑤ [美] CAROLM DAVIS. 医患沟通实训指导 [M]. 5 版. 柳艳松，等译. 北京：中国轻工业出版社，2016.

⑥ [英] 劳埃德，[英] 波尔. 医学沟通技能 [M]. 3 版. 钟照华，等译. 北京：北京大学医学出版社. 2013.

⑦ [美] KYUNG-SOOK KIM，[美] ANTHONY M. VALERI，刘彦珠，陈立新. 美国医院医患沟通情景对话精选（中英对照版）[M]. 北京：人民卫生出版社，2017.

"医患沟通学"方面教材，包括国家卫生健康委员会"十二五""十三五"规划教材①及其配套学习指导②；余小萍主编的全国高等中医药教育卫生计生委第二批"十三五"规划教材③；周桂桐主编的卫生部"十二五"规划教材、全国高等中医药院校教材、全国高等医药教材建设研究会规划教材《医患沟通学基础》④；张云德主编的兰州大学医学人文教材《医患沟通学》等⑤。

再次是就医患沟通教育的某一方面问题所展开的探讨。就医患沟通教育方法展开的分析研究，例如，角色扮演⑥、模拟教学⑦、临床情景剧⑧等；就医患沟通教育测评方法展开的研究⑨；就医患沟通教育新技术使用

---

① 王锦帆，尹梅. 医患沟通 [M]. 2 版. 北京：人民卫生出版社，2018.
② 王锦帆，尹梅. 医患沟通学习指导与习题集（本科临床配套）[M]. 北京：人民卫生出版社，2018.
③ 余小萍. 医患沟通学 [M]. 2 版. 北京：人民卫生出版社，2018.
④ 周桂桐. 医患沟通学基础 [M]. 北京：人民卫生出版社，2012.
⑤ 张云德. 医患沟通学 [M]. 兰州：兰州大学出版社，2017.
⑥ 范翔，李青，冯云. 应用角色扮演提高眼科医学生医患沟通能力的教学效果分析 [J]. 中国大学教学，2021（12）：58-62.
⑦ 刘江华，邱俊，齐硕，等. 医学模拟教学在医学生医患沟通教育中的应用探索 [J]. 中国卫生事业管理，2019，36（11）：846-848.
⑧ 姜忆南，魏镜，曹锦亚，等. 临床情景剧在医患沟通培训及考核中的应用 [J]. 基础医学与临床，2017，37（02）：277-280.
⑨ 肖瑶，常晓波，胡丹，等. 医患沟通技能测评工具国内外研究进展 [J]. 医学与哲学，2021，42（8）：64-67；刘江华，李骄阳，封恬恬，等. 我国医学生医患沟通能力住院患者评价量表的编制及信效度检验 [J]. 中国全科医学，2021，24（05）：614-618；申丽君，孙刚. 基于 SEGUE 量表的医生医患沟通技能评价研究 [J]. 中国全科医学，2017，20（16）：1998-2002.

方面展开的研究，例如，3D 可视化及混合现实技术①、VR 技术②、在线沟通③等。还有一些研究则是分医学专业展开的，例如，针对口腔科的④、儿科的⑤。

总之，国内现有研究成果做出了几方面贡献：一是介绍翻译了国外医患沟通教育的相关文献资料；二是整理出版了医患沟通学教材，并就医患沟通教育的某一方面问题展开了探讨。但是，现有研究仍然存在一些不足，一方面，现有研究主要还是介绍性的，对医患沟通教育涉及的教学内容、教学方法、教学模式、教学评估等方面仍然缺乏系统深入研究。另一方面，论题聚焦不足。现有研究大多围绕医患关系、医患沟通展开，很少从教育层面梳理分析医患沟通教学情况，较少围绕医患沟通课程设置、教学目标设定、教学评价等内容进行深入分析研究。基于此，笔者将围绕上述议题展开深入研究，并立足我国实际提出医患沟通教育改进完善的可能方案。

---

① 张昊，刘鹏，梁芳，等. 3D 可视化及混合现实技术在肾肿瘤手术治疗和医患沟通中的应用 [J]. 中华泌尿外科杂志，2021，42 (12)：890-895；梁国光，付茂庆，刘永明，等. 3D 打印技术在快速治疗老年股骨转子间骨折医患沟通中的应用 [J]. 中国临床解剖学杂志，2021，39 (04)：480-483；杨吉鹏，李晓瞳，王同聚，等. 混合现实在听神经瘤手术治疗与医患沟通中的应用 [J]. 肿瘤防治研究，2021，48 (08)：788-793.
② 商卫红，李柯然. 特定场景结合 VR 在人工晶体植人术前医患沟通中应用探讨 [J]. 中国医院，2021，25 (12)：78-80.
③ 陆泉，李畅，刘婷，等. 在线医患沟通中的知识不对称研究 [J]. 信息资源管理学报，2021，11 (01)：90-97.
④ 潘兰兰，向学熔，李勇，等. 口腔实习生医患沟通技巧的情景教学探索 [J]. 重庆医学，2016，45 (25)：3583-3585.
⑤ 黄伟，钱俊. 儿科医师医患沟通能力培养的实践探讨 [J]. 中国医院管理，2015，35 (12)：73-74.

第三节 研究结构与方法

本研究的论述架构除绪论部分以外，共分为5个部分。

第一部分，医患沟通教育的一般认识。医患沟通教育是有目的地增进医患沟通知识、技能，进而影响沟通态度、情感的教育活动过程。它以培养适应现代医学模式的人才为教育目标，以有组织、有计划、有目的地开展医患沟通教育活动为形式，以教育主体、内容、手段、途径等为构成要素，是贯穿本科、住院医师、继续教育全过程的教育活动。它伴随着现代医学的进步与理念更迭而产生，在"以患者为中心"的价值观支撑下，逐步从萌芽、提出到发展完善，并在当下呈现出较强的"全球化""标准化"和"技术化"特征，成为提升医务工作者沟通能力和技巧的主要途径。

第二部分，医患沟通教育的理论基础。"以患者为中心"的理论为医患沟通教育提供了正当性基础；循证医学方法在医学教育中的渗透运用为医患沟通教育提供了相对科学的方法论；人本教育理论则回答了教学关系如何建构的问题，对医患沟通教育的人本属性进行明确的认识定位；终身学习理论为医患沟通教育在纵横维度上的展开提供理论支撑。上述问题关系到医患沟通教育的基本理论，是实践中推进医患沟通教育的理论指导。

第三部分，医患沟通教育的目标设定。教育目标是指高等学校教学活动实施的要求和预期达到的结果，以及教师完成教学任务所要达到的具体要求和标准，是一切教学活动的出发点和归宿。① 就我国而言，在展开医患沟通教育目标设定时，需要重视医患沟通教育目标体系建设，适应人才培养需要建设教育目标体系，培育和发展医患沟通教学共同体。需要基于能力本位要求设计教育目标，形成基于能力本位要求设计目标的共识，基于结果导向设定目标体系框架，基于时间线索设定规划能力教育目标。需要运用德尔菲方法推进目标体系共识，组建专家委员会、准备调查内容，运用德尔菲方法进行调查，进行定量和定性分析。

第四部分，医患沟通教育的课程设置。就学校教育而言，科学设置医患沟通课程并对其进行合理规划是帮助学生提升医患沟通能力的主要手段。从我国情况看，在展开医患沟通教育课程设置时，需要基于能力本位医学教育理念展开课程设计，考虑社会需求，注重能力、结果导向，以学生为中心，并按照能力课程的规划方法一步一步重新设计和安排。同时，适时开发螺旋式纵向医患沟通课程。设计一个完整连贯的沟通技巧教学框架，形成阶段重点突出、难点递进的课程结构，实现临床早接触、课程早融合。此外，还需要推进跨学科专业结合的综合性课程，明确医患沟通课程进行融合的重点领域，确定开设综合性医患沟通课程的主要方式，积极吸收综合性医患沟通课程改革的有益经验。

第五部分，医患沟通教学的考核评价。就医患沟通教育而言，作为本科课程设计的一部分，对沟通技能的评估已被医学教育者视为优先事项。通过评估，可以为学生提供在培训中进一步发展技能的标准，向学生反馈

---

① 李进才. 高等教育教学评估词语释义 [M]. 武汉：武汉大学出版社，2016：150.

他们的表现，也使他们更加重视医患沟通技能的培养。① 从我国情况看，在开展医患沟通教学评价时需要加快以能力为导向的学生考核评价改革，推动教研共同体形成医患沟通教学评价共识，激励医学院校主动就医患沟通评价实施教学改革，并开发符合实际的医患沟通评价工具集。

从研究方法上看，本文将主要基于教育学、医学、心理学、社会学等学科背景展开，通过文献研究方法、比较分析方法、调查研究方法、实验研究方法等研究方法推进。一方面，在理论层面，系统地分析了医患沟通教育的核心范畴、发展演进与基本原则，并梳理分析了相关理论，如"以患者为中心"理论、循证医学方法、人本教育理论、终身学习理论等；另一方面，在教育实践层面，围绕教育目标设定、课程规划、教学评价等核心内容展开论述，在借鉴吸收域外经验基础上，结合我国实际提出了完善我国医患沟通教育的具体建议。

---

① HUMPHRIS G M, KANEY S. The Liverpool Brief Assessment System for Communication Skills in the Making of Doctors [J]. Advances in Health Sciences Education, 2001, 6 (01): 69-80.

第二章　医患沟通教育的一般认识

医患沟通教育是有目的地增进医患沟通知识、技能，进而影响沟通态度、情感的教育活动过程。它以培养适应现代医学模式的人才为教育目标，以有组织、有计划、有目的地开展医患沟通教育活动为形式，以教育主体、内容、手段、途径等为构成要素，是贯穿本科、住院医师、继续教育全过程的教育活动。本章将围绕医患沟通教育的概念特征、发展脉络与功能价值进行论述，以形成对医患沟通教育的基础认识。

第一节　医患沟通教育的核心范畴

从研究用词看，一些研究使用了"医病沟通教育"① 的表述，还有一

---

① 董懿容，陈莹陵，侯俊成，等. 中医 OSCE 之医病沟通教案设计与执行 [J]. 中医教育，2014，33（04）：57-60.

些研究使用了"医患沟通教育"① 的表述。本论著倾向于使用后者。一方面，用"患者"替代"病人"的表达更规范，也显得更尊重；另一方面，"医患沟通教育"的表述已经为学界所认可，成为主流的叙述方式，更方便清晰地定位问题。下文，将围绕对"医患""医患沟通""医患沟通教育"等基本范畴的理解进行阐释。

一、医患关系的概念特征

德国著名医学史学家亨利·欧内斯特·西格里斯（Henry Ernest Sigerist）曾经指出，"每一种医学行动始终涉及两类人：医生和患者，或者更广泛地说，医学团体和社会，医学无非是这两类人多方面的关系"②。由此可见医患关系在整个医事活动中的地位。然而，对于"医患关系"的界定却是一个"复杂话题，对不同的人意味着不同的含义"③。概括起来，中外对于医患关系（Doctor-patient relationship；Physician-patient relation-ship）的定义主要包括以下3种：

（一）词典的定义

我国《新时期新名词大辞典》"医患关系"条目指出："医患关系是

---

① 杨振东，王仁生. 肿瘤学专业医学生医患沟通教育的困境与反思 [J]. 华夏医学，2021，34（02）：151-154；卢光玉，王劲松，丁晓帆，等. 中德高等医学院校医患沟通教育现状的比较分析 [J]. 中国多媒体与网络教学学报（上旬刊），2021（02）：57-59；夏菲菲，赵群. 加强医患沟通教育对医学实习生的应用价值 [J]. 中华医学教育探索杂志，2020，19（08）：930-933.

② 转引自王晓波. 我国和谐医患关系的建构 [M]. 成都：西南交通大学出版，2014：1.

③ RIDD M，SHAW A，LEWIS G，et al. The Patient-doctor Relationship：A Synthesis of the Qualitative Literature on Patients' Perspectives [J]. British Journal of General Practice，2009，59（561）：116-133.

医学社会学中的研究课题之一。主要研究医生与患者之间的关系，包括一些社会心理的研究。它首先分别研究医生和患者的角色。例如，医生在治疗患者时处于主导地位，对患者起着指导和告慰的作用，他的医疗知识、技术和善良愿望是医疗效果的保障。好的医生受患者尊崇；不负责任的医生会给整个医疗组织带来不好的名声。患者处于求救的地位，他对医生有依赖性，他或者相信医生，或者怀疑医生，有时因病痛苦恼表现为啰唆、急躁，甚至神经质。鉴于上述医患两者的情况，因此相互了解体谅十分重要，其目的是建立良好的互相配合关系，以利医病。医患关系也研究医患相互间的矛盾和医疗过程中的不正常关系，寻求解决的办法。"①

国外 CITE 医学词典将 Doctor-patient relationship 界定为"医患关系是指患者与医疗保健专业人员之间的各种互动。这些互动为人际沟通、信任、遵从和满意奠定了基础"。将 Physician-patient relationship 定义为"医患关系是指医生和患者之间的正式或推断关系，一旦医生承担对患者的医疗护理或治疗，这种关系就会建立"。

（二）机构的定义

美国医学会（American Medical Association）对"医患关系"的定义为"当医生满足患者的医疗需求时，就存在医患关系。一般来说，这种关系是由医生和患者（或代理人）同意达成的。但是，在未经患者明确同意的情况下，也可以建立代理关系。这些情况包括：当医生提供紧急护理时，在这种情况下，患者或代理人对这种关系的同意是隐含的；医生根据法院命令为囚犯提供医学上适当的护理，以符合法庭启动治疗的伦理需要时；

---

① 马国泉，张品兴，高聚成. 新时期新名词大辞典 [M]. 北京：中国广播电视出版社，1992：526.

当医生对患者进行体格检查时，在这种情况下，患者与医生之间的关系有限"①。

美国相关法律法规对"医患关系"的定义为"医患关系被视为一种信托关系，其中相互信任和信任至关重要。医生必须遵守其执业领域公认的执业标准所定义的医疗护理标准。医生应有的一些义务包括充分告知患者其病情的义务，在医患关系建立后继续提供医疗护理的义务，必要时将患者转诊给其他专家的义务，以及获得患者对医疗或手术的知情同意。保密法保护医患关系，医疗记录发布前必须征得患者同意"②。

（三）学者的定义

傅荣荫（1998）认为，医患关系存在着广义的与狭义的两种概念。广义的医患关系，是以患者及其家属（包括公费医疗承担单位）为一方，与以经治医师及其医院相关工作人员为另一方的关系。这种关系，是以患者的求医行为为起点，以经治医师的诊断、治疗活动为内容，和由此引发的互动的心理关系。同时，还包括诊治的劳务、器材、药品等费用的支付与收取的交换关系。狭义的医患关系，即患者在就医、留医过程中与以医师为主的医护人员之间形成的医疗服务与服务对象间的心理关系。③

崔瑞兰（2017）指出，医患关系是指医护人员与患者在医疗实践活动中基于患者健康利益所构成的一种医学人际关系。医患关系是医学人际关系的核心。④

---

① https：//zh. wikipedia. ahmu. cf/wiki/%E9%86%AB%E6%82%A3%E9%97%9C%E4%BF%82
② https：//definitions. uslegal. com/p/physician-patient-relationship
③ 傅荣荫. 医院管理心理学［M］. 北京：人民卫生出版社，1998：165-166.
④ 崔瑞兰. 医学伦理学［M］. 北京：中国中医药出版社，2017：63.

季建林（2020）提出，医患关系是指在医疗卫生活动中，以医务人员为一方和以患者及其家属为另一方所建立的各种联系。①

王庆其（2014）提出，医患关系是医生与患者以保持健康、消除疾病为目的而建立起来的关系。它包括技术方面和非技术方面两部分，后者通常所指的是服务态度和医疗作风。②

总之，归纳上述定义可以发现"医患关系"概念具有以下 3 方面特征：

首先，医患关系的本质是特定的社会关系，是人与人之间的关系。无论是广义还是狭义理解，医患关系都指向人，指向人与人之间的关系建构，其差别只是对"医"和"患"范围的理解不同而已。当然，有学者分析指出，这种社会关系存在一些特点。如医患双方的目标一致性与利益差异性，医患地位平等与知识能力的不对称性，患者需求多元化与医疗服务的有限性，医患冲突或医疗纠纷的不可避免性等。③

其次，医患关系在属性上可以进行类型化区分。例如，可以展开为"医患技术关系"和"医患非技术关系"。前者是医务人员与患者之间发生和维持各种关系的前提和基础；后者反映为一些文化心理因素，如服务态度、医疗作风、人文精神等。④ 同时，医患关系还可以展开为具体的"道德关系""法律关系""经济关系""文化关系""价值关系"等。⑤

再次，医患关系是建立在医事诊疗服务基层上的关系。与非医事关系相区别，医患关系的特征反映为"关系人的成分不同""关系涵盖的系统

① 季建林. 医学心理学 [M]. 上海：复旦大学出版社，2020：112.
② 王庆其.《黄帝内经》文化专题研究 [M]. 上海：复旦大学出版社，2014：10.
③ 王晓波. 我国和谐医患关系的建构 [M]. 成都：西南交通大学出版社，2014：12-13.
④ 王晓波. 我国和谐医患关系的建构 [M]. 成都：西南交通大学出版社，2014：2-5.
⑤ 崔瑞兰. 医学伦理学 [M]. 北京：中国中医药出版社，2017：64.

不同"关系建立的动因不同""关系的维系条件不同""关系中断的原因不同"等。①建立在医事诊疗服务基层上，医患关系被细分为诊疗医患关系和护理医患关系。诊疗医患关系还可以具体化为内科、外科、妇科、儿科、传染科等医患关系。

二、医患沟通的概念特征

医患关系建构的核心要素是医患沟通。对于何谓医患沟通，既有辞书上的界定②，也有专家学者的理解。

《心理咨询大百科全书》对"医患沟通"规定如下：从生物—心理—社会模式的角度来看，医师的主要职能是管理患者以减少疾病对患者的影响，而不仅仅是诊断和治疗疾病。因此临床工作者必须全面地考虑患者的全部功能——躯体、心理和社会功能，这就要求医务人员善于同患者沟通。医患间的沟通发生于两种水平上。一种是技术水平上的沟通，医师对患者的疾病进行诊断和治疗。为此，医师必须向患者询问病史、为患者体检和安排实验室检查以及设计治疗方案。所有这些活动都需要患者的积极参与，都要求医患双方互相交流。为此，医师利用自己的技术性的医学知识，用患者易于理解的语言给患者以指导和解释。这种水平上沟通的基础是医师对医学的应用，故为技术水平上的沟通。另一种是非技术水平上的沟通，也就是说医患双方相互交流，就像卷入社会关系中的任何两个人一样地相互作用。这两种水平的沟通是相互影响、相互依赖的，一种水平上的成功沟通有益于另一种水平上的沟通。从另一个角度看，一种水平上的

① 傅荣荫. 医院管理心理学［M］. 北京：人民卫生出版社，1998：166-167.
② 车文博. 心理咨询大百科全书［M］. 杭州：浙江科学技术出版社，2001：84.

相互作用或沟通的失败也会损害另一种水平上的相互作用。值得指出的是，现代医学科学技术的发展并不能降低医患间沟通的重要性。在医师的诊疗技能达到历史的最高发展水平的今天，医疗纠纷、诉讼案件不断增多，人们对医师的尊重和赞赏水平下降，其中的一个很重要的原因便是忽视了医患间的沟通，特别是非技术水平上的沟通。医患间的沟通方法可分为语言的和非语言的两大类。在诊断过程中，患者的非语言活动（如面部表情、姿势、步态等）往往为疾病的诊断提供线索。医师在同患者交流中的语言和非语言活动可以增进，也可以损害双方的沟通和医患关系，医师是医患沟通的主导方面。因此，要求医师提高自己的语言能力和会见患者的技巧，成为一个优秀的"倾听者"和思想情感的传送者。

专家学者对"医患沟通"的诠释主要有以下 6 种：

有观点认为，医患沟通是对医学理解的一种信息传递过程，是为患者的健康需要而进行的，它使医患双方能充分、有效地表达对医疗活动的理解、意愿和要求。①

有观点认为，医患沟通是指在医疗卫生和保健工作中，医患双方围绕伤病、诊疗、健康及相关因素等主题，以医方为主导，通过各种有特征的全方位信息的多途径交流，科学地指引诊疗患者的伤病，使医患双方形成共识并建立信任合作关系，达到维护人类健康、促进医学发展和社会进步的目的。②

有观点认为，医患沟通指医务人员为了促进、维护患者健康，提高患者生活质量，在医疗服务全过程中与患者及其家属不断地交换信息，达成

---

① 张瑞宏. 医患交流与沟通 [M]. 成都：西南交通大学出版社，2011：60.
② 吴爱勤，袁勇贵. 中国心身医学实用临床技能培训教程 [M]. 北京：中华医学电子音像出版社，2018：53.

共识，制定并实施适合患者个体需要的医疗护理方案。①

有观点认为，医患沟通有狭义与广义之分。狭义的医患沟通是指在疾病的诊疗过程中，医务人员与患者、家属就疾病诊治、健康相关因素及诊疗服务方式进行的沟通交流，它是医疗服务实践中重要的基础环节。广义的医患沟通则是围绕着医疗卫生和健康服务的各个方面（疾病诊治、医事法律法规、卫生政策、道德规范、医学人才培养等），各类医务人员、卫生管理人员、医学教育工作者及医疗卫生机构，以包括诊疗服务在内的各种方式与患者和社会各界进行的沟通交流。广义概念是狭义概念的完善与补充，其沟通的内容涵盖了医疗服务领域更丰富的内容。②

有观点认为，医患沟通的含义是指在医疗卫生和保健工作中，医患双方围绕诊疗、服务、健康及心理和社会等相关因素，以患者为中心，以医方为主导，将医学与人文相结合，通过医患双方各有特征的全方位信息的多途径交流，使医患双方形成共识并建立信任合作关系，指引医护人员为患者提供优质的医疗服务，达到维护健康、促进医学发展的目的。医患沟通不仅是长久以来医疗卫生领域中的重要实践活动，而且也是当代经济社会发展过程中凸显出来的医学学术范畴。③

还有观点认为，医患沟通是人们通过语言和非语言信息的交流来分享信息和感受的过程。在医学教育的背景下，其主要功能是在患者和医生之间建立理解。④

总之，归纳上述定义可以发现"医患沟通"概念具有以下 3 方面

---

① 郑建中. 临床医学导论［M］. 北京：中国医药科技出版社，2016：122.

② 朱金富，林贤浩. 医学心理学［M］. 北京：中国医药科技出版社，2016：139.

③ 王锦帆，尹梅. 医患沟通［M］. 2 版. 北京：人民卫生出版社，2018：2.

④ O'NEILL B. Enriching Clinical Communication Teaching：A Qualitative Study of a Curriculum Field in UK Medical Schools［D］. London：King's College London，2016：40.

特征：

首先，医患沟通的本质是人际交流。Fridte（2001）指出，沟通是信息传递；想要给出或者接受的内容；告知共同点；双方相互争论并试图说服对方的过程；通过信息渠道倡导的信息流；影响周围环境的工具。① 换言之，沟通实现了信息交流和情感交流，促进了人与人之间的相互理解和尊重。它是人际间通过全方位信息交流，建立共识、共享利益并发展关系的过程，其核心内涵是人与人相互理解、相互信任。②

其次，医患沟通是特定主体在医疗服务活动中发生的人际沟通。进言之，医患沟通是"医""患"之间围绕伤病、诊疗、健康、费用、服务、心理、情感、价值等信息展开的交流，是医疗服务活动的需要。其构成元素包括发送者与接受者，解码和编码的行为，语言、副语言和非语言等沟通渠道，沟通行为包括内容和关系等。③

最后，医患沟通强调交互和对话。哈贝马斯设想了理想的沟通场景，说话者想要被他人理解也想理解他人，其必须满足以下一般性要求："可理解性""真实性""真诚性"及"正确性"。相互理解的目标是达成共识（和谐非暴力交谈），而不是单方面的影响。卢曼在其自我指涉系统理论中也提及，沟通被分为信息、传递和理解 3 个部分，并明确指出，被传送的

---

① ［德］卡特琳·罗肯保赫，［德］奥利弗·德克尔，［德］伊韦·施特贝尔·里希特. 高效医患沟通的理论与方法［M］. 洪堃绿，王晓希，周馥，译. 北京：北京大学医学出版社，2020：37.

② 王锦帆，尹梅. 医患沟通［M］. 2 版. 北京：人民卫生出版社，2018：2.

③ ［德］卡特琳·罗肯保赫，［德］奥利弗·德克尔，［德］伊韦·施特贝尔·里希特. 高效医患沟通的理论与方法［M］. 洪堃绿，王晓希，周馥，译. 北京：北京大学医学出版社，2020：40.

信息对于发送者和接受者来说是不同的。①

三、医患沟通教育的概念特征

基于前述几个概念的分析，结合教育学原理，笔者认为，医患沟通教育是有目地增进医患沟通知识、技能，进而影响沟通态度、情感的教育活动过程。它以培养适应现代医学模式的人才为教育目标，以有组织、有计划、有目地开展医患沟通教育活动为形式，以教育主体、内容、手段、途径等为构成要素，是贯穿本科、住院医师、继续教育全过程的教育活动。具体来看，医患沟通教育的主要特征体现在以下 5 个方面：

（一）医患沟通教育本质上是一种特定的教育活动

从本质上说，医患沟通教育是特定的教育活动过程。库尔茨等（2018）指出，"沟通是一种需要教学才能学会的技能。沟通能力不是个性特征，而是一系列习得的技能和其他核心技能，如体检能力一样，医患沟通需要花同样的时间和精力来进行教学"②。而这种教学过程的目的在于增进人的知识、技能，影响人的思想品德，是根据一定社会的要求和个体的身心发展规律，在教育者的积极主导和受教育者的主动参与下，教育者有目的、有计划、有组织地对受教育者的身心施加全面系统影响的社会活动过程。③ 它符合教育活动的主要特征，具备教育的基本要素——教育者、

① ［德］卡特琳·罗肯保赫，［德］奥利弗·德克尔，［德］伊韦·施特贝尔·里希特. 高效医患沟通的理论与方法［M］. 洪堃绿，王晓希，周馥，译. 北京：北京大学医学出版社，2020：40.

② ［英］库尔茨. 医学沟通技能教与学［M］. 2 版. 王锦帆，译. 北京：人民卫生出版社，2018：2.

③ 董世华. 教育知识与能力简明教程［M］. 武汉：华中师范大学出版社，2016：1.

受教育者和教育中介系统，并且事实上已经被吸纳进学校教育体系，成为医学教育的重要组成部分。

（二）医患沟通教育以培养适应现代医学模式的人才为目标

随着现代医学由生物医学模式（biomedical model）向"生物—心理—社会模式"的转变，"以患者为中心"的医疗理念在发展出一种更为平等的医患关系的同时，对医者医患交流互动能力提出了强烈期许，使对患者情绪的敏感度、同理心和沟通能力成为医者的基本素质。在这种情形下，医学教育自然应当适应现代医学模式的转变，将医患沟通课程纳入医学教育体系，将人际沟通和互动能力的培养作为医学教育的重要目标。在实践中，多个国际医学教育标准都已经将"沟通技能"列入教学目标①，而医患沟通教育在全球的开展提升了受培训者的相关能力，适应了现代医学发展的需要。

（三）医患沟通教育以有组织、有计划、有目的的教育活动为手段

"现在人们意识到，学徒式的训练是不够的。对学生进行有关沟通技能的正式培训既有必要又有成效"②，而这种正式培训一定是有意识的、

---

① 例如，《全球医学教育最低基本要求》将"沟通技能"列为医学教育 7 个目标之一。要求毕业生能够做到：注意倾听，收集和综合与各种问题有关的信息，并能理解其实质内容；会运用沟通技巧，对患者及他们的家属有深入的了解，并使他们能以平等的合作者的身份接受医疗方案；有效地与同事、教师、社区、其他部门以及公共媒体进行沟通和交流；通过有效的团队协作与涉及医疗保健的其他专业人员合作共事；具有教别人学习的能力和积极的态度；具有对有助于改善与患者及社区之间的关系的文化的和个人的因素的敏感性；有效地进行口头和书面的沟通；建立和妥善保管医疗档案；能综合并向听众介绍适合他们需要的信息，与他们讨论关于解决个人和社会重要问题的可达到的和可接受的行动计划。转引自朱长才，王晓南，陈勇，等. 公共卫生与预防医学导论[M]. 武汉：武汉大学出版社，2013：206.

② 劳埃德，波尔. 医学沟通技能[M]. 3 版. 钟照华，等译. 北京：北京大学医学出版社，2013：4.

系统性的教育过程，它通过有组织、有计划、有目的的教育活动推动实施。所谓"有组织"，意味着开展沟通技能培训或者开设沟通技能课程需要按照一定目的、任务和系统加以整合，需要有专门的机构，例如，学校、医院、第三方培训机构等；所谓"有计划"，是指培训机构应当制订明确的医患沟通教育的教学计划，包括学科、课程体系、以问题及社区为中心的教学模式等，所制订的教育计划及教授方法应该确保学生能对自己学习过程负责，并为他们终身自学打下基础①；所谓"有目的"，则突出强调医患沟通教育对沟通技能和态度的培养，特别是医患沟通技巧训练，因为"只有技能教学法才能为学习者提供把动机和态度转化为行动的技能"②。

（四）医患沟通教育以教育主体、内容、手段、途径、环境等为构成要素

医患沟通教育是一个包含多重要素的集合。从教育主体看，包括医学从业者和非医学从业者。其中，医学从业者主要为社区、医院或科研机构人员，包括全科医生、家庭医生、精神病学家、专科医生、护士、卫生专家等。非医学从业者包括医学教育者、沟通专家、心理学或咨询人士等。从教育内容看，包括医患沟通基本原理、一般性的医患沟通技能（内容性技能、过程性技能、感知性技能）、分专业领域的医患沟通技能（内、外、妇、儿、传等）。③ 从教育手段看，包括角色扮演、模拟患者、真实患者等。从教育途径看，医患沟通教育的基本途径包括教学、课外活动和社会

---

① 朱长才，王晓南，陈勇，等. 公共卫生与预防医学导论 [M]. 武汉：武汉大学出版社，2013：197.

② [英] 库尔茨. 医学沟通技能教与学 [M]. 2版. 王锦帆，译. 北京：人民卫生出版社，2018：4.

③ [英] 库尔茨. 医学沟通技能教与学 [M]. 2版. 王锦帆，译. 北京：人民卫生出版社，2018：5，23.

实践活动等。从教育环境看，医患沟通教育的环境类别主要包括教育的社会环境、教育的家庭环境、教育的人际环境、教育的传统环境、教育的文化环境以及教育的自然环境等。[①]

（五）医患沟通教育贯穿本科、住院医师、继续教育全过程

医患沟通教育并不只是一门医学课程，它应该被理解为持续的学习过程，将贯穿于医务工作者本科、住院医师、继续教育等各个阶段。库尔茨（2018）曾经指出，在医学教育各个层次上，沟通课程的核心过程技能虽然保持不变，但在每个学习特定阶段课程的重要关注点发生了相当大的变化，其课程内容也同样有变化，在专用课程时间和专业沟通教师的可及性上也出现了一些变化。因此，沟通课程的设计不仅要在问题上适应特定学习者的需要，还要考虑工作安排、人员的可及性、医学教育每个具体层次的课程特点。[②]

第二节　医患沟通教育的发展演进

作为医学教育重要组成部分的医患沟通教育并不是一直都有。它伴随着现代医学的进步与理念更迭而产生，在"以患者为中心"的价值观支撑下，逐步从萌芽、提出到发展完善，并在当下呈现出较强的"全球化""标准化"和"技术化"特征，成为提升医务工作者沟通能力和技巧的主要途径。

---

① 杨兆山. 教育学原理［M］. 长春：东北师范大学出版社，2010：30.
② ［英］库尔茨. 医学沟通技能教与学［M］. 2 版. 王锦帆，译. 北京：人民卫生出版社，2018：174.

一、现代医患沟通教育的萌芽阶段

萌芽阶段的大体时间是 20 世纪 50 年代至 80 年代末。在这一时期，虽然没有正式的医患沟通培训课程推出，但"以患者为中心"等一系列医患关系理论的提出为现代医患沟通教育的确立提供了思想资源。1957 年，Michael Balint 在其著作 *The Doctor*, *his Patient and the Illness* 中强调了良好医患沟通的重要性。他认识到医生的人际行为可能会对患者产生影响，要求对患者的情绪进行识别。[①] 1969 年，Balint E 发表了著名的 *The Possibilities of Patient-centered Medicine*，她指出以往的医学思维方式是疾病导向的（illness-orientated medicine）。除此之外，还有另一种医学思维方式即"以患者为中心的医学"（Patient-centered medicine）。在这种思维模式下，医生除了试图发现一种或多种局部疾病，还必须对人的整体进行检查，以形成"全面诊断"。事实上，患者必须被理解为一个独特的人。[②] 在"以患者为中心"理论指引下，"生物—心理—社会模式"（biopsychosocial perspective）、"作为人的患者观念"（patient-as-person）、"权力共享和责任理论"（sharing power and responsibility）、"治疗同盟"（therapeutic alliance）等理论在这一时期被相继提出。[③]

基于"以患者为中心"的理念，趋向平等的医患关系模型开始为社会

[①] BALINT M. The Doctor, His Patient, and the Illness [M]. London: Pittman Medical Publishing Co, 1957: 355.

[②] BALINT E. The Possibilities of Patient-centered Medicine [J]. The Journal of the Royal College of General Practitioners, 1969, 17 (82): 269.

[③] MEAD N, BOWER P. Patient-centredness: A Conceptual Framework and Review of the Empirical Literature [J]. Social Science & Medicine, 2000, 51 (07): 1087-1110.

所认识。这一时期，Szasz T S 等（1956）开创性地提出了医患关系的三种理论形态，分别为主动—被动（active-passivity）、引导—合作（guidance-co-operation）和相互参与（mutual participation）。前两者是家长式的，以医生为中心，后一种则强调以患者为中心。① Berlin E A 等（1983）提出了接诊患者的"LEARN"模式，"L"（listen）强调以同理心和理解力倾听患者对问题的看法；鼓励患者讨论对疾病原因和后果的理解，描述他认为有助于康复的治疗和资源。"E"（explain）重在解释患者病情、护理计划和后续治疗方案。"A"（acknowledge）旨在确认患者对其疾病和护理计划的反馈和理解。"R"（recommend）建议符合患者参数的护理计划。"N"（negotiate）与患者就行动方案进行协商。这需要敏锐的洞察力、了解患者的观点以及整合信息的能力。②

在这一时期，另一个值得重视的现象是医学伦理学等人文课程被纳入学校医学教育体系，从而为医患沟通教育的正式提出准备了条件。在英国，1921 年，伦敦大学增加公共卫生、工业卫生、法医学以及医学伦理学与卫生经济学等课程；1931 年，建立毕业后教育制度。1978 年，英国高等教育委员会建议把心理学、社会学、社会医学、行为医学、伦理学和医学法学等学科列入医学院必修课计划。③ 在法国，到 20 世纪 60 年代，医学人文教育已经列入正式课程。医学院校一般在第 5 个学年开设治疗学、法医学与医德学、预防医学与卫生学、职业病学与康复医学、实用遗传

---

① SZASZ T S, HOLLENDER M H. A Contribution to the Philosophy of Medicine：The Basic Models of the Doctor-patient Relationship [J]. AMA Archives of Internal Medicine, 1956, 97（05）：585-592.

② BERLIN E A, FOWKES JR W C. A Teaching Framework for Cross-cultural Health Care：Application in Family Practice [J]. Western Journal of Medicine, 1983, 139（06）：934-938.

③ 王乾，文秋林. 哈佛大学与牛津大学医学人文教育的比较及启示 [J]. 黑龙江教育（高教研究与评估），2011（02）：70-71.

学、实用心理学、医院实习等课程，共计 340 学时。① 1984 年、1988 年，法国连续组织了两次医学教育改革，做出了加强人文社会科学课程教学的决定。在美国，1953 年，乔治·贝瑞（George Berry）在哈佛医学院尝试推行"综合医学"（comprehensive medicine）改革，改革的中心议题之一就是为与"综合医学"有关的社会科学和行为科学课程的发展创造条件。② 20 世纪 60 年代以后③，美国医学教育开始逐步融入人文教育内容，并将其从"隐性课程"上升到正式课程。一系列同医学相互渗透的边缘学科开始形成，如人文医学、社会医学、医学社会学、医学心理学、医学伦理学、医学法学、行为科学、医学人类学、卫生经济学等。④ 有学者梳理总结指出，据 1978—1979 年统计，在美国 127 所医学院中，已有 92 所院校把同医学相关的社会科学和人文科学课程列入医学院头两年的必修课计划，教学时数从几十学时到几百学时不等。⑤ 1982 年，美国《医学教育的未来方向》报告指出，应了解社会变革对卫生服务的需求，继续加强对医学生的人文、社会科学教育。1984 年，《为 21 世纪培养医生》的报告再次强调"缺乏人文、社会科学基础的学生，在医学生涯中往往会丧失智力挑战的能力和应对这种挑战的能力"⑥。

---

① 朱潮. 中外医学教育史［M］. 上海：上海医科大学出版社，1988：370.
② 俞方. 美国医学课程改革历程探索［M］. 北京：人民卫生出版社，2010：66.
③ 20 世纪 60 年代以前主要作为预科教育。
④ 俞方. 美国医学课程改革历程探索［M］. 北京：人民卫生出版社，2010：64.
⑤ 梅人朗. 中外医学教育比较［M］. 上海：上海医科大学出版社，1993：68.
⑥ 国家教委高等教育司. 面向 21 世纪改革高等医药教育［M］. 上海：上海中医药大学出版社，1997：188.

二、现代医患沟通教育的确立阶段

20 世纪 90 年代到 21 世纪初是现代医患沟通教育的确立时期。在这一时期，学界的持续关注使医患沟通教育成了医学教育发展变革的焦点。例如，1991 年，7 名来自加拿大和美国的学者提出了《多伦多医患沟通共识声明》；1996 年、1998 年召开了两次以医患沟通教学为主题的国际学术会议，形成了《医学教育中的沟通教学与评估：一项国际共识声明》；1999 年，21 名北美地区医患沟通研究专家发表了《卡拉马祖共识宣言Ⅰ》；2002 年，北美地区医患沟通研究专家又发布了《卡拉马祖共识宣言Ⅱ》。①

更为重要的是，西方发达国家有关机构开始修订或者制定出台政策要求确立医患沟通教育在医学教育中的重要地位。一方面，那一时期出台的政策文件开始将"医患沟通能力"列入医学教育培养目标。例如，在英国，1993 年英国医学总会发布了《明日医生：对本科医学教育的建议》，将沟通能力界定为医学毕业生的核心能力。首先，该文件提出了总体要求。"毕业生必须能够清晰、敏感和有效地与患者及其亲属以及来自各种医疗和社会护理专业的同事沟通。清晰的沟通将有助于履行各种角色职责，包括临床医生、团队成员、团队领导和教师。"其次，该文件规定了需要完成的具体沟通任务。"能够与有感觉障碍的人沟通；能够与个人进行有效沟通，无论其社会、文化、民族背景或是否残疾人；能够与不会说英语的人交流，包括与口译员合作练习用口语、书面和电子等不同方式的交流；能够发布坏消息，与有暴力倾向的患者打交道，与患有精神疾病或

---

① 古津贤，李大钦. 多学科视角下的医患关系研究 [M]. 天津：天津人民出版社，2009：54-57.

身体残疾的人交流，帮助弱势群体。"最后，该文件表明，核心课程必须强调沟通技能和其他医学实践基本技能的重要性。① 在美国，1998 年美国医学院校协会发布了《医学生教育的学习目标：医学院指南》，要求重视医学生医患沟通能力的培养。该文件规定，医科学生的教育目标之一是"技巧娴熟"。"医生必须以高超的技艺来医护患者。他们必须能够从患者那里获取包含有种种相关信息的病史。""在患者就其健康和幸福表示担忧时，医生能够与患者及其家人进行交流和沟通。在传统和非传统的医护方面，他们必须知识渊博，并能够给患者以明智的指导。""为此，医学院校务必确保并使每个教职员确信学生毕业时一定已具备以下条件：能够从口头上和书面上与患者、患者家属、同事和那些在履行医生职责时必须与其交换信息的人进行有效的交流和沟通。"②

另一方面，在医学院校评估和认证中，也增加了对医学生"医患沟通能力"培养的考核。例如，在英国，1997 年全国高等教育调查委员会（National Committee of Inquiry into Higher Education，NCIHE）发布了《学习型社会中的高等教育》报告。报告建议大学和医学院应该为其员工提供培训，要求在医学教育中引入新的教学标准，强调教学方法扩展、经验学习技巧和小组教学，从而符合教育认证要求。③ 在澳大利亚，2002 年澳大利亚医学理事会（Australian Medical Council，AMC）发布的《医学院校的评估和认证》标准中规定，完成了本科医学教育的毕业生应具有以下的技

---

① BROWN J. How Clinical Communication has Become a Core Part of Medical Education in the UK [J]. Medical Education，2008，42（03）：271-278.
② 转引自中国医学教育质量保证体系研究课题组. 国际医学教育标准参考资料 [M]. 北京：北京大学医学出版社，2006：25.
③ BROWN J. How Clinical Communication has Become a Core Part of Medical Education in the UK [J]. Medical Education，2008，42（03）：271-278.

能：制订诊疗计划，以及调动患者合作的能力；与患者及其家属、医生、护士、其他医疗从业人员和社区进行清晰、周全、慎重交流的能力；严谨有效地提供咨询和向患者及家属提供确切的信息，使他们决定是否同意采取某项诊疗措施的能力。① 在美国，2001 年美国住院医师教育评鉴委员会提出"效果工程"（outcome project），要求其所属的会员医学院与教学医院必须要对其住院医师的医学知识（medical knowledge），以实践为基础的学习与改进（practice-based learning and improvement），患者关怀（patient-care），基于医疗体系的执业（system-based practice），人际与沟通技能（interpersonal and communication skills）与专业精神（professionalism）等 6 项核心能力进行系统教育并展开评估。②

在这些因素的推动下，作为医学教育重要组成部分的医患沟通教育在西方国家逐渐确立。到 1998 年，在一项由美国医学院校协会发起的，对 144 所医学院校进行的调查中，115 所医学院校（占 79.9%）明确回应存在医患沟通技能教学和评估，它们分布在本科 1~4 年学习期间，主要采用了小组讨论、研讨、讲座、模拟患者等教学方法。③

三、现代医患沟通教育的发展阶段

在现代医患沟通教育确立以后，又大致经历了 20 年，医患沟通教育

---

① 转引自中国医学教育质量保证体系研究课题组. 国际医学教育标准参考资料［M］. 北京：北京大学医学出版社，2006：33.
② 古津贤，李大钦. 多学科视角下的医患关系研究［M］. 天津：天津人民出版社，2009：57-58.
③ MAKOUL G. REPORT III：Contemporary Issues in Medicine：Communication in Medicine［R/OL］. Association of American Medical Colleges，2022-05-18.

逐步发展成熟。在这一时期，医患沟通教育呈现出"全球化""标准化""技术化"的新特征。

首先是"全球化"。在这一时期，世界医学教育联合会（World Federation for Medical Education，WFME）、世界卫生组织西太平洋地区办事处（World Health Organization Western Pacific Regional Office，WHO-WPRO）和国际医学教育组织（Institute for International Medical Education，IIME）等国际组织为落实医学教育质量保障做出了持续努力，推动医学教育朝着国际化、全球化方向迈进。以影响最大的世界医学教育联合会为例，该组织在 2003 年以后相继制定发布了全球医学教育质量改进标准，涵盖本科医学教育（basic medical education，BME）、研究生医学教育（postgraduate medical education，PGME）、持续职业发展教育（continuing professional development，CPD）等各个阶段。其中，《本科医学教育质量改进全球标准》（*The WFME Global Standards for Quality Improvement：Basic Medical Education*）于 2003 年正式发布，之后在 2012 年、2015 年、2020 年 3 次修订。这些文件对毕业生的"医患沟通能力"提出了具体要求，明确规定开设相关课程进行医患沟通技能培训，对保障全球不同国家和地区特别是发展中国家[①]医患沟通教育质量产生了积极影响。

其次是进一步的"标准化"。1999 年，美国医学院校协会发布的报告显示，虽然医学院使用各种教学和评估方法，但大多数（约 70%）的院校未在整个课程中使用统一的框架。[②] 这种情况在这一时期有所转变。一方

---

① 例如，中国 2003 年 9 月出版首部高等医学教育《医患沟通学》教材，并在南京医科大学临床医学、口腔医学及护理专业中开设了 36 学时的必修课程. 王锦帆, 尹梅. 医患沟通 [M]. 2 版. 北京：人民卫生出版社, 2018：14.

② RIDER E A, HINRICHS M M, LOWN B A. A Model for Communication Skills Assessment Across the Undergraduate Curriculum [J]. Medical Teacher, 2006, 28 (05)：127-134.

面，欧盟、拉丁美洲等国家和地区相继发布了新的共识声明①，推动医患沟通教育在教育目标、教学内容、教学模式等方面朝着标准化方向前进。另一方面，一些国家开始有意识地采取措施促进本国医患沟通教育的规范化。例如，英国本科医学教育临床交流委员会于 2008 年发布了《英国关于本科医学教育交流课程内容的共识声明》，同年又发布了《关于更新英国本科医学教育核心沟通课程的共识声明》。它们的目的都在于向医学院校"建议本科临床沟通课程的关键内容，并提供概念模型详细说明有效课程的各个组成部分"，"通过制定临床沟通技能课程的基准，医学院将能够开发出所有学生都应该具备的学习经验，以便他们能够充分胜任医学职业"。② 在德国，为应对 2012 年医生执业条例的修订，德国开始着手编制全国医学交流纵向示范课程，并于 2015 年初以"课程图"的形式发布。同时，德国还在努力收集教学中被证明成功的医患沟通教学和考试案例，将其作为最佳实践案例归于教学工具箱当中，以便于各医学院校进行交流。③ 2015 年，《基于能力的医学学习目标目录》出版。该目录规定了未来医生所需的 6 个能力领域目标④和 116 个以交流为导向的学习目标，从

---

① 例如，2010 年《德语国家医学教育中的沟通和社会能力：巴塞尔共识声明》；2013 年《关于健康专业核心沟通课程学习目标的欧洲共识》；2016 年《拉丁美洲、葡萄牙和西班牙对本科医学教育的核心沟通课程达成共识》等。

② VON FRAGSTEIN M, SILVERMAN J, CUSHING A, et al. UK Consensus Statement on the Content of Communication Curricula in Undergraduate Medical Education [J]. Medical Education, 2008, 42 (11): 1100-1107.

③ 资料来源于德国纵向示范交流课程官网。https://www. medtalk-education. de/projekte/longkomm/

④ 6 个能力领域为：①概念、模型和一般基础知识；②医学交流技能和任务；③情感上具有挑战性的情况；④具有挑战性的背景；⑤社会环境和社会经济影响因素；⑥其他媒体渠道和环境。

而为医患沟通课程的进一步优化确立了一致性基础。①

最后是推动医患沟通教育向"技术化"方向发展。数字化时代的到来正深刻地改变着医患沟通的样貌。"对患者生理数据进行远程监控的技术进步改变了医患之间互动的性质和频率；精准医学（precision medicine）在为个体患者提供有针对性护理服务的同时也影响着医患沟通主题及对患者信息数据的收集和使用。在过去 10 年中，这些关系、背景和技术变化的综合影响对实践中的医患沟通产生了深远的影响，也促使对课程进行修订。"② 2018 年，英国本科医学教育临床交流委员会发布的《关于更新英国本科医学教育核心沟通课程的共识声明》就突出强调了这一点。它一方面要求更新后的临床交流课程提供一个"最佳实践"模型，让医学院校可以借助它来发展自己的教学能力；另一方面，更新后的课程特别提到了数字医学和电子健康记录，要求评估数字时代对医患沟通的影响，让学生掌握电子邮件、视频会议和远程数据传输等各种电子通信方法，培养提供新服务和使用创新技术的能力③，呈现医患沟通教育的前瞻性。

① BRÜNAHL C A, HINDING B, EILERS L, et al. Implementing and Optimizing a Communication Curriculum in Medical Teaching: Stakeholders' Perspectives [J]. Plos One, 2022, 17 (02): 1-14.

② NOBLE L M, SCOTT-SMITH W, O'NEILL B, et al. Consensus Statement on an Updated Core Communication Curriculum for UK Undergraduate Medical Education [J]. Patient Education and Counseling, 2018, 101 (09): 1712-1719.

③ NOBLE L M, SCOTT-SMITH W, O'NEILL B, et al. Consensus Statement on an Updated Core Communication Curriculum for UK Undergraduate Medical Education [J]. Patient Education and Counseling, 2018, 101 (09): 1712-1719.

第三节 医患沟通教育的基本原则

教育原则（educational principle）是指导教育教学工作的基本准则，即教学工作必须遵循的基本要求和指导原则。[①] 从现有研究看，一些研究将"以人为本""平等""尊重"[②] 等作为医患沟通的基本原则。还有文献（例如，2008 年英国本科医学教育临床交流委员会发布的《关于本科医学教育交流课程内容的共识声明》）规定临床沟通教学的关键原则主要是"尊重"，"尊重他人的核心价值仍然是课程的核心。尊重是与患者、亲属、同事和参与患者护理的其他人进行各类互动的关键。它是建立有效合作关系的第一块基石，对于支持和实现患者在自身医疗保健中的角色至关重要"[③]。然而，仔细思考上述研究提出的原则，可以发现它们的适用领域应当是"医患沟通"，而不是"医患沟通教育"。"医患沟通"是人际交流，而"医患沟通教育"则是特定的教育形式，应当将两者区分开来。基

[①] 苏博，刘鉴汶. 高等医学教育学 [M]. 北京：人民军医出版社，2004：99.

[②] 周桂桐指出，"以人为本"原则要求关注疾病的同时关注人的整体；"平等"原则涵盖了"诚信原则""行善原则""公正原则"；"尊重"原则涵盖了"自主性原则""知情同意原则""患者有利原则""保密原则"。周桂桐. 医患沟通技能 [M]. 9 版. 北京：中国中医药出版社，2013：41-47.

[③] 文件还指出，此外，学生需要临床交流的核心知识基础——对概念框架和研究证据的理解，包括关于有效医患沟通以及沟通与患者满意度、回忆和医疗结果之间关系的证据；概念框架和护理理念（如以患者为中心）；医患关系和咨询模式；支持不同阶段患者的方法。对基础原则的一个新补充是，在发展个人对临床沟通的理解和技能方面，需要进一步明确"实践"概念。"实践"指的是，学生将概念如"尊重"或"以患者为中心的护理"融入临床互动的方式，它需要通过反复练习来提高技能。NOBLE L M, SCOTT-SMITH W, O'NEILL B, et al. Consensus Statement on an Updated Core Communication Curriculum for UK Undergraduate Medical Education [J]. Patient Education and Counseling, 2018, 101 (09)：1712-1719.

于此，笔者认为应依据教育学原理对医患沟通教育的基本原则重新进行界定，其主要内容包括以下几个方面：

一、理论学习与临床实践相结合的原则

在医患沟通教育过程中，将理论学习与临床实践相结合是一个重要原则。一方面，医患沟通教育离不开理论知识的传授，需要通过理论学习掌握医患沟通的核心概念、基本原则、沟通程序，了解分专业领域的沟通特点和策略。另一方面，医患沟通教育是实践性很强的技能教育。它需要采取基于问题的、经验式的教学方式，以技能训练为基础，在临床工作场域悉心观察、反复演练、及时反馈、不断修正提高以提升应对实际临床沟通问题的能力。所以，只有将理论学习与临床实践相结合才能提升医患沟通教育教学质量。通过理论讲授构筑知识基础，初步形成沟通知识体系，萌芽沟通意识和态度；通过早期接触临床、注重临床见习、实习阶段实训、开展丰富多彩的实践活动等方式提升临床沟通技能[1]，应用、深化和提升认识，培养相应的医患沟通行为习惯，从而将认识与实践、思想与行动统一起来。

二、知识、能力与情感目标相融合的原则

成为一名合格的医生应拥有知识、技能和恰当的态度。医患沟通教育的目标也在于通过系统的教育达致知、情、意目标的融合。首先是知识层

---

[1]　王锦帆，尹梅. 医患沟通［M］. 2版. 北京：人民卫生出版社，2018：105-106.

面。需要了解医患沟通的理论基础、基本原则、医患沟通过程中应遵守的法律法规、医患沟通的内容与方式方法等知识。其次是技能层面。需要按照接诊、采集信息、提供接诊结构、建立关系、制定方案、结束接诊①的基本流程掌握各环节沟通技巧，还需要学习诸如告知坏消息、采集性病史、与不同文化背景的患者沟通、与儿童和青少年患者沟通、与患者家属沟通②等特殊任务的沟通技能。再次是价值情感层面。需要产生更深层次的态度、情感、自我认知和见解，符合现代医患沟通内蕴的理念和价值观念，从而为知识、技能的学习确立价值基础。虽然在实际教学过程中，能力目标培养往往更受人重视，因为"在沟通教学中，掌握技能是最基本的组成部分；即使没有态度的阻碍，习得技巧也十分重要；获得技能可以导致态度的转变"③，但不可否认的是，三者并重，将知识、能力与情感目标相融合才能取得实效，达成教育教学目标。

三、教师引导与学生参与相结合的原则

医患沟通教育的教学展开需要运用参与式的学习方式。因为"只有通过学生自己的积极思维活动才能掌握知识和技能。学生是学习的主体（subject），充分调动学生的主体意识，发挥学生的主动性、积极性是保证学习效果的关键性因素"④。基于此，《本科医学教育质量改进全球标准》

① ［英］乔纳森·西尔弗曼，［加］苏珊·库尔茨，［英］朱丽叶·德雷珀. 医患沟通技巧 ［M］. 3 版. 杨雪松，译. 北京：中国科学技术出版社，2018：31-201.
② 劳埃德，波尔. 医学沟通技能 ［M］. 3 版. 钟照华，等译. 北京：北京大学医学出版社，2013：27-127.
③ ［英］库尔茨. 医学沟通技能教与学 ［M］. 2 版. 王锦帆，译. 北京：人民卫生出版社，2018：44-45.
④ 苏博，刘鉴汶. 高等医学教育学 ［M］. 北京：人民军医出版社，2004：103.

明确指出，医学院校必须明确整个课程计划。采用可以激发、培养和支持学生对自己的学习过程负责的课程计划、教学或学习方法。① 库尔茨（2018）则认为，医患沟通教学应实施最大化参与和学习的策略，通过建立支持环境，营造体验式学习氛围，基于互相理解确立共同点，激励参与，在会话中思考与学习等方式②促进教师引导与学生自主学习的结合。

四、体系连接与循序渐进相结合的原则

一方面，医患沟通教育应与医学教育的其他组成部分有机融合。医患沟通教育是嵌入在整个医学教育体系当中的。按照《本科医学教育质量改进全球标准》，医学课程主要包括基础生物医学课程、行为和社会科学以及医学伦理学课程、临床医学和技能课程，其中，临床技能包括采集病史、体检、诊断处理、急诊处理及与患者交流的能力。③ Brown J（2012）指出，"医患沟通教育应与医学教育的其他领域相结合，因为除了成为医生所需的临床专业知识和技能外，学生还必须学会与患者和同事沟通"④。事实上，孤立地看待医学沟通教育容易割裂临床医学专业知识与临床技能之间的内在联系，既不利于医学教育体系的协调，也不利于培养、提升医学生的综合素质，而强化医学教育内部体系的连接则有助于使两方面融

---

① 本科医学教育质量改进全球标准：2015 年修订版［EB/OL］．https：//wfme. org/wp-content/uploads/2019/07/BME-Standards-Chinese. pdf

② ［英］库尔茨. 医学沟通技能教与学［M］. 2 版. 王锦帆，译. 北京：人民卫生出版社，2018：116-121.

③ 本科医学教育质量改进全球标准：2015 年修订版［EB/OL］．https：//wfme. org/wp-content/uploads/2019/07/BME-Standards-Chinese. pdf

④ BROWN J. PERSPECTIVE：Clinical Communication Education in the United Kingdom：Some Fresh Insights［J］．Academic Medicine，2012，87（08）：1101-1104.

合，产生合力。

另一方面，医患沟通教育应循序渐进地展开。"医患沟通课程应贯穿本科课程的各个阶段，以便与其他临床课程一起进行教授。这种方式有助于化解学生在临床学习过程中遇到的挑战，从而将掌握的沟通技巧巩固到临床实践中。贯穿各个阶段的课程设计将为学生提供一个较好的学习平台，以解决他们现实生活中的沟通问题。"① 同时，循序渐进地展开也符合学习者的认识过程，由易到难、由浅入深、由简单到复杂，知识逐步积累、技能逐步熟练强化，认识也会更加深刻。

五、院校教育、住院医师培训与继续教育相衔接的原则

首先，医生在整个行医生涯中，都需要发展和磨炼与患者、患者家属及同事之间的沟通技能。因此对沟通技能学习的需要并非随着大学课程的结束而终止，而应是贯穿本科、住院医师、继续教育全过程。这一点在政策层面已经开始实施，例如，加拿大皇家外科医师学院、美国研究生医学教育认证委员会、英国皇家全科医生学院等机构已经做出了这方面的规定。② 其次，应当将院校教育、住院医师培训与继续教育结合起来进行整体规划。既需要基于一致原则，在不同阶段向学习者传授符合医患沟通教育原理的沟通技巧内容，又需要体现认知梯度，将连续一致的沟通技巧教学课程贯穿到全部 3 个层次的医学教育中，温故知新，从一阶段学习进入

---

① BROWN J. PERSPECTIVE：Clinical Communication Education in the United Kingdom：Some Fresh Insights ［J］. Academic Medicine，2012，87（08）：1101-1104.

② ［英］库尔茨. 医学沟通技能教与学［M］. 2 版. 王锦帆，译. 北京：人民卫生出版社，2018：178.

下一阶段学习，体现由简入繁。① 再次，应当呈现出不同阶段教学的侧重点。"在每个学习阶段，课程的重要关注点会发生相当大的变化，其课程内容也同样有变化，在专用课程时间和专业沟通教师的可及性上也会出现一些变化。因此，沟通课程的设计不仅要在问题上适应特定学习者的需要，还要考虑工作安排、人员的可及性、医学教育每个具体层次的课程特点。"②

总之，医患沟通教育的基本原则是教学过程客观规律的反映，是教学实践经验的总结和理论探讨的概括。③ 坚持将理论学习与临床实践相结合的原则，知识、能力与情感目标相融合的原则，教师引导与学生参与相结合的原则，体系连接与循序渐进相结合的原则，在校教育与继续教育相衔接的原则，将有助于促进医患沟通教育的健康发展。

---

① ［英］库尔茨. 医学沟通技能教与学 ［M］. 2版. 王锦帆，译. 北京：人民卫生出版社，2018：2.
② ［英］库尔茨. 医学沟通技能教与学 ［M］. 2版. 王锦帆，译. 北京：人民卫生出版社，2018：174.
③ 苏博，刘鉴汶. 高等医学教育学 ［M］. 北京：人民军医出版社，2004：99-100.

第三章　医患沟通教育的理论基础

在设置医患沟通课程、开展医患沟通技能培训时，需要前提性地回答几个理论问题：为什么良好的沟通如此重要？传统的学徒式或者单纯经验式的教育路径能否有效提升医务工作者的沟通能力？正式的学校教育和技能培训课程将依循什么样的原理展开？教师如何教、学生如何学？如何构筑一个院校教育、毕业后教育与继续教育相衔接的完整学习体系？上述问题关涉医患沟通教育的基本理论，是在实践中推进医患沟通教育的理论指导。

第一节　"以患者为中心"的理论

之所以开展医患沟通教育，其预设前提是医患间的沟通交流对于医事活动具有重要意义。"沟通不是辅助措施、可有可无，它是治病的核心"①，因此，"进行有效交流"② 理应成为医务工作者的必备能力。

在这一点上，"以患者为中心"的理论提供了有力的注解。"在过去的半个世纪中，以患者为中心的概念已经从一种理论方法发展成为高质量医疗保健的核心维度"③，它关注的中心是患者及其看法、利益和愿望，而不是疾病或者医生④。1968 年，Balint 首次提出"以患者为中心的医学"（Patient-centered medicine）概念，认为患者必须被理解为一个独特的人。⑤ 之后，McWhinney 指出，转变后的临床方法应该是以患者为中心，而不是以医生为中心，以患者为中心方法的基本点在于医生要进入患者的世界，并用患者的眼光看待其疾病。⑥ 美国医学研究所则从 6 个具体的维度来界定"以患者为中心"的概念：①尊重患者的价值观、偏好和表达需求。不是基于"标准患者"进行模式化诊疗，而是以一种积极态度来满足个别患者的需求。②展开协调和综合护理。这对于那些脆弱和自身无法协调的患者而言尤为重要。③通过提供信息、沟通和教育，患者应该有适当的条件参与医疗决策。有关诊断、预后和治疗计划的信息应以非技术性语言与患者共享。④强调适当处理疼痛和其他不适对患者实现机体舒适的重

---

① ［英］劳埃德，［英］波尔. 医学沟通技能［M］. 3 版. 钟照华，等译. 北京：北京大学医学出版社. 2013.

② 本科医学教育标准——临床医学专业（试行）［EB/OL］. http：//www. moe. gov. cn/srcsite/A08/moe_ 740/s3864/200809/t20080916_ 109605. html

③ LANGBERG E M, DYHR L, DAVIDSEN A S. Development of the Concept of Patient-centredness - A Systematic Review［J］. Patient Education and Counseling, 2019, 102（07）：1228-1236.

④ ［德］卡特琳·罗肯保赫，［德］奥利弗·德克尔，［德］伊韦·施特贝尔·里希特. 高效医患沟通的理论与方法［M］. 洪堃绿，王晓希，周馥，译. 北京：北京大学医学出版社，2020：59.

⑤ BALINT E. The Possibilities of Patient-centered Medicine［J］. The Journal of the Royal College of General Practitioners, 1969, 17（82）：269.

⑥ 刘学政，周文敬. 全科医学概论［M］. 北京：人民军医出版社，2013：42.

要性。⑤提供情感支持，以缓解患者因恐惧或不确定性引起的恐慌和焦虑。⑥让家人和朋友参与进来，因为亲密的家人和可信任的朋友被证明有助于医疗决策，并且可以提供全面的患者支持。①

具体来看，"以患者为中心"的理论对于开展医患沟通教育的意义在于：

首先，它为重新审视疾病提供了理论支撑。在生物医学模式（biomedical model）下，疾病仅仅被视为身体现象，是人体细胞、组织和器官等的异常情况。面对疾病，需要做的是"利用实验室及解剖学来确定疾病的来源，在器官、细胞或生物大分子上寻找形态或生物化学上的变化，并采用手术、药物、理疗等治疗方法使之损伤恢复、功能协调"②。而在生物—心理—社会医学模式（bio-psycho-social medical）下，健康或疾病被理解为从原子、分子、细胞、组织、系统到个体，以及由个体、家庭、社区、社会构成的概念相互联系的系统。在这个系统中，不再是二元论和还原论的简单线性因果模型，而是互为因果、协同制约的立体化网络模型。③ 换言之，疾病和健康不再被视作一分为二的对立面，而是连续的统一整体。基于此，新的医学模式摒弃了以往只关注"疾病"，却不关心"人"的狭隘观念，将疾病视为患者的一部分而非全部，认为患者的需求和期望与生理疾病同等重要，防治疾病、增进健康需要采取生物、心理、社会等全方位的综合措施④，从而尊重患者的个体性、愿望和情感需求。

---

① LANGBERG E M, DYHR L, DAVIDSEN A S. Development of the Concept of Patient-centredness-A Systematic Review [J]. Patient Education and Counseling, 2019, 102（07）：1228-1236.
② 刘学政，周文敬. 全科医学概论 [M]. 北京：人民军医出版社，2013：40.
③ 刘德培. 社会医学 [M]. 北京：中国协和医科大学出版社，2018：14.
④ 刘学政，周文敬. 全科医学概论 [M]. 北京：人民军医出版社，2013：42.

其次，它为重新审视医患关系提供了理论依据。由于信息的不对称，医患关系建构客观上表现为不平等结构。"关系中的一端是有权决定提供或者拒绝提供医疗服务的专业人士，另一端则是依赖于医生的知识和支配权的医学方面的外行患者。"① 由此容易形成父权主义或称之为"家长式"的医患关系。在父权主义观念下，"医师在医疗过程中具有绝对的权威，无须向患者说明病情及如何治疗，即可自行凭借其医学知识决定治疗方案并予以实施，患者无缘参与医疗过程的决定"②。也就是说，在这一理论下的医患关系呈现的是医生支配、患者服从的不对等关系。然而，这种理论之后遭到了"以患者为中心"的诸理论，如患者权利理论、权力共享和责任理论、治疗同盟理论等的质疑。新兴理论开始承认患者具有的知情同意、参与医疗决策的权利，试图在彼此尊重、平等相处的基础上发展双向互动的医患关系。Szasz 等（1956）将上述的医患关系模型化为 3 种形态，分别为主动—被动（active - passivity）、指导—合作（guidance - co - operation）和相互参与（mutual participation），并指出前两者是家长式的，"以医生为中心"，后一种则强调"以患者为中心"。③ 在"以患者为中心"理论的指引下，医患关系得以重新塑造：医师不再是支配者，患者也不再是被支配者，患者成为自己疾病治疗的参与者和决策者。

最后，它为重新审视医患沟通的作用提供了理论基础。"以患者为中心"的理论不仅改变了人们对于疾病和医患关系属性的认识，也改变了人

---

① ［德］卡特琳·罗肯保赫，［德］奥利弗·德克尔，［德］伊韦·施特贝尔·里希特. 高效医患沟通的理论与方法［M］. 洪堃绿，王晓希，周馥，译. 北京：北京大学医学出版社，2020：9.

② 赵万一. 医事法概论［M］. 武汉. 华中科技大学出版社，2019：251.

③ SZASZ T S, HOLLENDER M H. A Contribution to the Philosophy of Medicine: the Basic Models of the Doctor-patient Relationship［J］. AMA Archives of Internal Medicine, 1956, 97（05）：585-592.

们对于医患沟通作用的认识。在"以医生为中心"的关系模式下，医患沟通的作用是有限的。例如，在主动—被动关系模式中，医疗的主动权、决策权掌握在医生手中，患者只是被动接受。此时，医患沟通的发生场域主要集中在询问病情阶段，患者能做的只是被动应答。在指导—合作关系模式中，"医生仍占据主导地位，而患者能有条件、有限度地表达自己的意志，但必须接受医生的解释并执行医生的治疗方案，患者被要求与医生合作。它的特征是：告诉患者做什么"①。此时，医患沟通的范围和频次有所增加，但由于医患双方地位的不平等，这种对话仍然是有限的、被动告知式的，患者的愿望、情感、心理等沟通需求没有被充分地关注。这种情况在"以患者为中心"的关系模式下发生了很大变化。"以患者为中心"要求医生进入患者的世界，注重研究患者范畴，理解和接受患者的患病体验，理解患病对患者的意义，而这些都离不开与患者的对话交流。此时，医生在对话时开始提出开放性问题——进行非指导性的、以患者为中心的对话。通过这种方式，患者获得了表达其视角的机会，即自身关于对疾病的观察、问题、担忧和观点。在这一过程中，医生能获取关于患者及其观点的重要信息，同时也为患者提供积极参与构建对话的机会。② 由于这种沟通交流建立在平等、尊重基础之上，更便于医生从患者的社会背景、存在问题、患者期望、个人感受和行为等方面全面收集患者资料，获得并感受患者的真实想法，与患者一起制定并积极实施医疗方案，以帮助患者自疗。如此一来，医患沟通便成了提升诊疗准确性、效率性，促进患者健

---

① 王锦帆，尹梅. 医患沟通 ［M］. 2 版. 北京：人民卫生出版社，2018：27.
② ［德］卡特琳·罗肯保赫，［德］奥利弗·德克尔，［德］伊韦·施特贝尔·里希特. 高效医患沟通的理论与方法 ［M］. 洪堃绿，王晓希，周馥，译. 北京：北京大学医学出版社，2020：59.

康，提升医患双方满意度的重要手段，掌握这一技能则成了医务工作者执业的内在要求。

总之，从"以医生为中心"向"以患者为中心"的理论更迭为医患沟通教育的开展提供了正当性依据。正是因为对疾病、医患关系的理解改变了，才凸显出医患沟通的重要性，从而使医患沟通能力发展成为医务工作者的临床核心能力。正如英国医学总会在《明日医生：对本科医学教育的建议》中所强调的，"医生和患者之间的关系已经发生了变化，医生有明确的义务能够并愿意进行有效的沟通，这种特质必须在整个本科课程及以后的学习中得到培养"[①]。

第二节　循证医学方法理论

"以患者为中心"的理论为医患沟通教育提供了正当性基础，但仅仅止步于论证医患沟通的重要性并不会自然而然地得出推进医患沟通教育的有效方法。实践中，还需要在传统的学徒式、单纯经验式和正规学校教育等路径之间进行选择，并在选择了正式的学校教育和技能培训课程之后继续探索实现有效教学的原理和机制。这些都离不开教育教学的问题意识、基于实践的方法和充分的参与，循证医学方法在医学教育中的渗透运用正好为此提供了相对科学的方法论，成为推动医患沟通教育实施的又一理论基石。

从发展历程看，循证医学（evidence-based medicine，EBM）概念的提

---

① WALKER L G. Communication Skills: When, Not if, to Teach [J]. European Journal of Cancer, 1996, 32 (09): 1457-1459.

出最初源于加拿大麦克马斯特大学的临床流行病学家。在20世纪70年代，麦克马斯特大学的 David Sackett 等人为循证医学的提出准备了条件：首先，建立了传播最新医疗实践的协作组织；其次，使用流行病学原则将这些最新研究成果纳入医师培训和患者护理实践当中。1985年，麦克马斯特大学的流行病学家萨克特等人撰写的《临床流行病学》一书，首次阐述了流行病学原理在患者护理实践中的应用，但并没有创造性地使用"循证医学"一词。1991年，在美国医师学会期刊俱乐部杂志的一篇社论中最早使用了"循证医学"这一术语。1992年，第一篇专门介绍循证医学概念的文章在美国发表。1995年，《循证医学》杂志诞生。①

相对于经验医学而言，循证医学不只是一种新的临床模式，更是一种新的思维方法。循证医学意为"遵循证据的医学"，其要义在于将最佳的实践证据、临床经验和患者价值进行了有机结合。所谓最佳实践证据主要指的是关于诊断试验的准确性、可靠性，预后标志物的把握度，治疗、康复和预防制剂的有效性和安全性等的研究成果。所谓临床经验主要指医生在执业过程中形成的各种临床技能体验。所谓患者价值则是指每个患者对其治疗的选择、关注和期望。② 根据循证医学方法，需要依循"五步曲"展开医学实践，它们分别是：找准患者存在的且应解决的临床重要问题；检索有关医学文献；严格评价文献；应用最佳证据，指导临床决策；总结经验与评价。③

---

① COHEN A M, STAVRI P Z, HERSH W R. A Categorization and Analysis of the Criticisms of Evidence-based Medicine [J]. International Journal of Medical Informatics, 2004, 73 (01): 35-43.

② 詹思延. 循证医学和循证保健 [M]. 北京：北京医科大学、中国协和医科大学联合出版社，2002：3

③ 王鹏，陈金玲. 循证医学 [M]. 北京：中国医药科技出版社，2006：14-15.

循证医学方法已经融入到医学教育中并发展出基于最佳实践的医学教育（best evidence medical education）概念。Hart I（1999）在《医学教师》杂志的社评中指出，"在教育新医生与评估新的治疗方法方面，以证据为基础都非常重要"。他认为："医学教育应采取以证据为基础的方法，使教育者能够全面批判性地评估该领域已有文献，并对现有证据进行分类；识别现有文献中的缺陷并建议，如果可能的话，进行适当的计划性研究，以优化证据，使提出的教育干预措施真正以证据为基础。"① HARDEN 等（1999）则进一步提出了 QUESTS 模型，即 "quality utility extent strength target setting"。他们认为，基于最佳实践的医学教育，其目的是让医学教师更清楚地思考他们作为教师所采取的行动，并利用相关证据为他们的决策提供依据。"采用最佳证据医学教育并不要求教师成为一名教育研究者。它确实要求教师能够评估现有的证据，并根据他或她的临床判断做出决定。基于最佳实践的医学教育是一种思想态度。它涉及一种教育文化，在这种教育文化中，教师对他们所做的事情进行批判性的思考，并审视现有的最佳证据。"②

同样，循证医学理论对于医患沟通教育的实践展开具有重要意义：

一方面，它为正规的医患沟通学校教育和技能培训课程的开展实施提供了理论证明。在这之前，医患沟通教育的发生形式主要是学徒式和经验式的。正如特鲁迪奥所言："有时去治愈，经常去帮助，总是去安慰。"③这样的言语体现出的是医生高尚的道德情操和高超的沟通能力。但学徒式

①　HART I. Best Evidence Medical Education（BEME）［J］. Medical Teacher, 1999, 21（05）：453-454.

②　M. HARDEN, JANET GRANT, GRAHAM BUCKLEY, IR HART R. BEME Guide No. 1：Best Evidence Medical Education［J］. Medical Teacher, 1999, 21（06）：553-562.

③　袁涤非. 医护礼仪［M］. 沈阳：东北大学出版社，2018：168.

的教育并没有建立在系统规范化的医学教育体系之上，而主要依靠的是医生（师父）的言传身教。它的教育成效不仅有赖于医生（师父）本身的沟通能力，也需要依靠学习者有意识地观察和模仿，其有限的成功经验很难复制。同时，即使我们认为学生可以潜移默化地获得良好的沟通技能及合适的态度，即通过观察和模仿教师的行为来塑造自己的行为，但学徒式或者经验式的教育仍然是不够的。① 它们并不是学习沟通技能的捷径，因为在医生的整个职业生涯中会面对多种复杂的情况，这样的学习过程实际上取决于每个人的个性——有的人可以通过观察学习，有的人很难做到。

当然，上述的分析主要是理论推演式的。即使符合逻辑推理，但仍然不具备完全的说服力。在这种情况下，运用循证医学的实证方法来进行论证就显得尤为必要。运用循证医学方法不仅能够找到传统学徒式和经验式的医患沟通教育在实践运行中存在的失败个案②，还能够基于实例证明一系列前置性问题，例如沟通是一系列可以习得的技能③，特定的沟通技能教学将提升学习者的沟通能力，沟通技能的培训对于学习者的改变是长期有效的④。进言之，这一系列的论证为正式医患沟通教育的提出奠定了基础。

---

① 劳埃德，波尔. 医学沟通技能 [M]. 3 版. 钟照华，等译. 北京：北京大学医学出版社，2013：6.
② ［英］库尔茨. 医学沟通技能教与学 [M]. 2 版. 王锦帆，译. 北京：人民卫生出版社，2018：15-16.
③ 在十多年前，人们还在争论沟通是不是一种"与生俱来"的能力，是不是"自发"学会的，因此，教授沟通技能是否有意义。Aspegren K 在 1999 年的一篇文章中给出了系统性答案，认为向医学生和医生教授沟通技巧是有意义的。ASPEGREN K. Teaching and Learning Communication Skills in Medicine：A Review with Quality Grading of Articles [J]. Medical Teacher，1999，21（06）. 1-12.
④ ［英］库尔茨. 医学沟通技能教与学 [M]. 2 版. 王锦帆，译. 北京：人民卫生出版社，2018：15-18.

另一方面，它为医患沟通教育的实践展开提供了方法论依据。正如前述，在教育目标上，医患沟通教育存在"态度论"① 和"技能论"的分歧，反映在教学实践当中，就显现为知识教育与技能教育的分野。前者注重理论学习，着重阐明技能、态度、动机、信仰、价值观等问题；后者则更侧重技能培养，认为沟通是一种临床技能，需要在实践教学中掌握沟通技能。应当指出的是，虽然医患沟通离不开正确的价值观念支撑，但其本质上还是一种"习得技能"，需要在实践中反复观察、不断演练、反馈修正。因此，在属性上，医患沟通教育仍然应被定位于技能培训，需要以一种具备实践特质的方法论进行引导。

在这一定位之下，循证医学方法的作用就凸显出来。Aspegren K（1999）研究指出，在沟通技巧的教学方面，有大量的证据表明，教师应该坚持经验的方法。② 它不仅有助于清晰定位医患沟通教育的目标，更有助于"遵循证据"来选择教学内容、教学方法，展开教学评价。例如，在教学内容选择上，应当"基于实证编写教材内容，便于教师、课程负责人以及学习者开展沟通技能的教与学"③。在教学方法选择上，应当基于最佳的教学实践证据、教师经验和学生价值来予以甄别，"知道哪些技能和方法可以在临床实践中和医患沟通教学中起到实际作用。这些研究成果反

---

① PETER SALMON 等（2005）指出，"沟通技巧"一词被随意使用，以至于人们很容易忽视它所具有的广泛意义。作为一种通常被认可的行为现象，技能应当只是沟通概念多个层面之一。在沟通的广泛含义当中，除了技能层面以外，还应包括认知、情感、价值层面。SALMON P, YOUNG B. Core Assumptions and Research Opportunities in Clinical Communication [J]. Patient Education and Counseling, 2005, 58（03）: 225-234.

② ASPEGREN K. Teaching and Learning Communication Skills in Medicine - a Review with Quality Grading of Articles [J]. Medical Teacher, 1999, 21（06）.

③ [英] 库尔茨. 医学沟通技能教与学 [M]. 2 版. 王锦帆，译. 北京：人民卫生出版社，2018: 1.

映了课程的教学过程，将促进医患沟通技能课程的发展"①。在教学流程上，教师要向学生示范这些技能，给学生机会与真实的患者或模拟患者在受控制的条件下练习这些技能，要通过录音或者录像对学生的表现给予反馈，并且让学生能就他们的表现及有关问题与教师进行讨论。②

总之，循证医学理论为医患沟通教育路径的选择提供了方法论依据。注重能力培养、"遵循证据"的教育教学展开以及对学生价值的尊重无疑都契合了医患沟通教育的实践特质，成为医患沟通教育在选择教学内容、教学方法、教学模式时的基本思路。

第三节　人本教育理论

就医患沟通教育而言，在回答了教育路径选择这一问题以后，还需要回答教师如何教、学生如何学、教学关系如何建构等问题。对这些问题的解答需要基于教育学原理展开，对医患沟通教育的人本属性进行明确的认识定位，通过采取尊重学生个性、情感、身心和自由的教育措施，强调学生身心健康发展和自我实现来促进学生的发展。

从发展历程看，人本教育思想在西方源远流长。从古希腊时期的萌芽到文艺复兴时期初成体系，再到启蒙时期的发展和 20 世纪存在主义哲学、人本主义心理学思想的融入，人本教育思想的影响日渐扩大，成为渗透到

① ［英］库尔茨. 医学沟通技能教与学［M］. 2 版. 王锦帆，译. 北京：人民卫生出版社，2018：3.

② 劳埃德，波尔. 医学沟通技能［M］. 3 版. 钟照华，等译. 北京：北京大学医学出版社，2013：6.

现代教育各个领域、影响全球的重要教育思潮。① 从理论特质看，与"技术决定论""唯理性教育""工具化教育"不同②，人本教育理论强调教育以学生为中心，尊重学生个体价值，促进其自我发展。"以学生为中心"原则主要包括5个方面：第一，保障选择自由。鼓励学生对日常活动、未来目标进行自我选择，让他们在合理的时间内专注于特定兴趣领域。第二，培养参与感。创造条件激发他们的学习热情，让学生参与教学、开展自主学习。第三，重视自我评估。自我评估是评估学习进展的有意义方式。应当帮助学生进行自我评估，让他们体会成长的感受。第四，情感、知识学习并重。在学习过程中，知识和情感是相辅相成的。认知学习和情感学习都很重要。课程活动应该关注作为整体的学生，而不只是聚焦于某一个方面。第五，营造安全的学习环境，满足学生需求。③

人本教育理论对于医患沟通教育的意义主要在于：

首先，有助于确立以人为本的教育理念。医患沟通教育是医学教育的重要组成部分，自然应当坚持以人为本的教育理念，反对"神本"和"物本"观念。唐之享指出，"神本""物本"观念的共同特征是将人的发展置于教育的边缘，而非核心，从人自身发展以外寻求教育基点，使教育的意义依附于外在目的，而不是人本身，从而使教育成为无人的世界。而人本教育则把人的发展置于教育的核心，教育体制的创设、教育内容的选择与教育方式的取舍皆以更好地促进人的发展为宗旨。对于医患沟通教育而言，坚持以人为本的教育理念，需要始终"把人作为教育的始点、中点和

① 唐之享. 人本教育论［M］. 北京：教育科学出版社，2015：72.
② 唐之享. 人本教育论［M］. 北京：教育科学出版社，2015：7.
③ What Is Humanistic Learning Theory in Education? ［EB/OL］. https：//www. wgu. edu/blog/what-humanistic-learning-theory-education2007. html

终点，教育的目的和过程都应以人性的彰显、人的自由发展为宗旨，使人的自由、价值、尊严得到充分尊重"①。同时，应当将激发人的潜能、实现人的全面发展作为教育目标，在学生主体性凸显、积极参与的教育教学过程中促进其技能发展、人格完满。

其次，有助于构建平等对话的师生关系。"遵循关于健康和疾病的认知变化，医学教育应从家长式决策转变为平等决策。"② 在传统家长式决策下，教师是师生关系的中心，是知识权威和教学过程的设计者、控制者；学生则是既定真理或知识的被动接受者。任何影响这一平衡秩序的干扰性因素，都必须尽可能避免、遏制或者排除。这显然违背了人本教育的基本原则，与平等、尊重、参与的现代教育理念相悖。事实上，医患沟通教育是教师和学生互动的双边活动过程。"师生关系是一种相互依存、相互对应的关系，脱离了对方，自身就无法证明其存在。人本教育的全纳性就是要表明在教育世界里，教师与学生虽然各自担当着不同的角色，履行着相异的教育职能，但二者都是人，都是教育的主体，双方都应坚持以人为本。"③ 为此，需要基于人本教育理念构建医患沟通教育关系，在教学过程中体现人性色彩、真诚对话、心灵交遇、思想共鸣④，在平等、尊重、民主的氛围中展开教与学。

最后，有助于推进参与式学习。库尔茨（2018）指出，基于人本教育理念展开的医患沟通教育更容易形成相互信任、相互尊重、坦诚开放又具

---

① 唐爱民. 当代西方教育思潮 [M]. 济南：山东人民出版社，2010：113-114.
② ［德］卡特琳·罗肯保赫，［德］奥利弗·德克尔，［德］伊韦·施特贝尔·里希特. 高效医患沟通的理论与方法 [M]. 洪堃绿，王晓希，周馥，译. 北京：北京大学医学出版社，2020：7.
③ 唐之享. 人本教育论 [M]. 北京：教育科学出版社，2015：9.
④ 唐爱民. 当代西方教育思潮 [M]. 济南：山东人民出版社，2010：113-114.

备灵活性的参与环境，从而促进最大程度的参与。他认为，创造一个支持的环境对于任何沟通技能课都是非常重要的。① 这样一个支持的环境是以描述性表达为主导的，而不是评价性的；是以问题为导向的，而不是控制型；是坦率的、自发性的，而不是隐瞒幕后动机的；是建立在认同、尊重、接受和理解他人基础之上的，而不是漠不关心、分离、冷漠的；是互相定义和解决问题的，而不是聚焦在他人的缺点之上的；是可商讨的，愿意探索替代观点和方案的，而不是教条主义的。此外，营造体验式学习氛围，基于互相理解确立共同点，激励参与，在会话中思考与学习等方式也有助于促进学生的实质性参与。②

总之，人本教育理论为医患沟通教育的实践展开锚定了基本方向。基于以人为中心的思考，而不是其他外在的或者功利性目标展开的教育教学活动才能真正地使教育呈现出"人的活动与为人的活动统一"的本质，使医患沟通教育充满了意义，积蕴着人文情怀。③

第四节　终身学习理论

虽然循证医学方法理论、人本教育理论等可以解决现阶段如何开展医患沟通教育的问题，但由于没有融入时间维度，容易导致医患沟通教育出现非连续性、碎片化的情形。基于此，医患沟通教育需要进一步调整完

---

① ［英］库尔茨. 医学沟通技能教与学［M］. 2 版. 王锦帆，译. 北京：人民卫生出版社，2018：114-116.

② ［英］库尔茨. 医学沟通技能教与学［M］. 2 版. 王锦帆，译. 北京：人民卫生出版社，2018：114-121.

③ 唐之享. 人本教育论［M］. 北京：教育科学出版社. 2015：11-12.

善，使之覆盖院校教育、毕业后教育与继续教育各阶段，并且对各阶段学习内容进行一体规划，在保障连贯性基础上突出重点。为此，需要引入终身学习理论，为医患沟通教育在纵横维度上的展开提供理论支撑。

终身学习的提法很早就已经出现。我国自古就有"活到老，学到老""学海无涯，学无止境"的说法，日本亦早有"修业一生"的观念。然而，现代意义上的终身学习理论直到 20 世纪 20 年代左右才真正出现。那一时期的著名教育学家如杜威、林德曼、耶克斯利等都发表了关于终身教育的言论。1926 年，耶克斯利出版了关于终身教育思想的专门著作——《终身教育》（*The Lifelong Education*），这是第一部以此命名的学术专著。在书中，耶克斯利指出，教育应当是终身的事业，一个人只有终身、持续地接受教育的援助，才能使自己的智力、精神、信仰得到完善和发展。①到了 20 世纪 60 年代，终身教育理论逐渐成型，并在有关国际组织支持下向世界各国推广，成为各国制定教育政策的重要原则。这一时期的学术贡献主要由朗格朗（Lengrand）、法尔（Fauree）、戴夫（Dave）、克罗普雷（Cropley）等完成。其中，朗格朗在第三届国际成人教育促进会上的主旨发言，以及后续于 1970 年、1972 年出版的《终身教育引论》（*An Introduction of Lifelong Education*）、《学会生存——教育世界的今天和明天》（*Learning To Be：The World of Education Today and Tomorrow*）等著作系统地阐释了终身教育思想，使之确立为新的教育原则。

从思想内容看，有学者指出，虽然各个学者对终身学习的说法各有不同，但仍可从中归纳出 5 个共同的特性：第一，终身持续性。学习发生于从摇篮到坟墓的每一个历程，随着每个历程的发展，个体依其不同的学习

---

①　唐爱民. 当代西方教育思潮 ［M］. 济南：山东人民出版社，2010：218.

需求而持续学习。第二，全民普遍性。学习是全民所普遍享有的权利与共同期望的机会，不因个体的年龄、性别、职业地位而有任何的差别。第三，学习自主性。终身学习强调自主的精神，透过个人自由意识的决定，主动地安排适合自己的学习方式及内容。第四，全面统整性。在纵向层面，终身学习希望连接教育的每一个阶段；在横向层面，则要统整正规、非正规、非正式的学习，使学习者便于时时学习、处处学习。第五，方式弹性化。终身学习的方式、途径因个人需求不同而充满弹性。

终身学习理论也深刻影响着医患沟通教育。美国医学教育联络委员会《医学院职能与结构：医学博士教育计划认证标准》就规定："对与医生职责有关的交流技能必须进行专门授课，包括与患者、家属、同事及其他卫生行业人员的交流。课程计划必须培养学生做好准备，使其在处理由于常见社会问题而导致的医学后果方面发挥作用，例如，提供诊断、预防、适当的报告、处理暴力和吸毒方面的指导。"[①] 2001 年，美国住院医师教育评鉴委员会提出"效果工程"，要求它所属的会员医学院与教学医院必须要对其住院医师的医学知识、以实践为基础的学习与改进、患者关怀、基于医疗体系的执业、人际与沟通技能、专业精神等六项核心能力进行系统教育并展开评估。[②] 此外，加拿大皇家外科医师学院、美国研究生医学教育认证委员会、英国皇家全科医生学院等机构也对住院医师教育和继续教育当中的医患沟通教育做出了规定。[③]

[①] 中国医学教育质量保证体系研究课题组. 国际医学教育标准参考资料 [M]. 北京：北京大学医学出版社，2006：3.

[②] 古津贤，李大钦. 多学科视角下的医患关系研究 [M]. 天津：天津人民出版社. 2009：57-58.

[③] [英] 库尔茨. 医学沟通技能教与学 [M]. 2 版. 王锦帆，译. 北京：人民卫生出版社，2018：178.

应当说，终身学习理论为医患沟通教育在横向和纵向两个方面提供了拓展机会。从横向看，医患沟通教育应当涵盖诸多场所，从学校到家庭、社会生活各领域，特别是医学院校和临床医院。从纵向看，教育贯穿于人生所有阶段，从幼年到少年、青年、成年直至老年。这意味着在整个行医生涯中，都需要发展和磨炼与患者、患者家属及同事之间的沟通技能，对沟通技能的学习并非随着大学课程的结束而终止，而应是贯穿本科、住院医师、继续教育全过程。同时，它也意味着医患沟通教育需要对各阶段学习内容进行整体规划，体现认知梯度，将连续一致的沟通技巧教学课程贯穿到全部三个层次的医学教育中；还需要在保障连贯性基础上突出重点，在每个学习阶段调整课程内容，在问题上适应特定学习者的需要，还要考虑工作安排、人员的可及性、医学教育每个具体层次的课程特点。①

总之，"终身教育并不是一个教育体系，而是建立一个体系的全面组织所依据的原则，而这个原则又是贯穿在这个体系的每个部分的发展过程之中的"②。换言之，终身学习更多的是一种原则、理念，而不是教育形态。它从横向、纵向两个方面拓展了医患沟通教育的纵深度，使之更系统整体、连贯一致，增加了医患沟通教育的社会适应性和开放性。

---

① ［英］库尔茨. 医学沟通技能教与学［M］. 2版. 王锦帆，译. 北京：人民卫生出版社，2018：174.

② 联合国教科文组织国际教育发展委员会. 学会生存：教育世界的今天和明天［M］. 华东师范大学比较教育研究所，译. 北京：教育科学出版社，1996：223.

第四章　医患沟通教育的目标设定

教育目标是指高等学校教学活动实施的要求和预期达到的结果，以及教师完成教学任务所要达到的具体要求和标准，是一切教学活动的出发点和归宿。[①]就我国而言，在展开医患沟通教育目标设定时，需适应人才培养需要建设教育目标体系，基于能力本位要求设计教育目标，运用德尔菲方法推进目标体系共识。本章将围绕上述问题展开，在分析医患沟通教育目标设定的基本路径、主要类型基础上，对我国医患沟通教育目标设置现状、问题进行深层扫描，进而提出改进我国医患沟通教育目标设置的具体建议。

第一节　医患沟通教育目标设定的路径选择

对于医患沟通教育而言，开始时的一个重要问题是，如何对医患沟通进行性质定位。从现实情况看，主要有两种路径选择：一是将其设定为传统意义上的学科知识教育；二是将其设定为基于能力的教育和培训。两种

---

① 李进才. 高等教育教学评估词语释义 [M]. 武汉：武汉大学出版社，2016：150.

方式各有优缺点，展现了对待医患沟通教育的不同态度，在一定程度上决定了医患沟通教育的性质，并规定了其具体的实施方案。因此，路径选择问题具有前提性、基础性意义。

一、传统意义的医患沟通教育

传统意义的医患沟通学课程是知识面向的，主要分析介绍知识原理。例如，教授医患沟通的研究对象、医患沟通的学科关系、医患沟通的价值功能、医患沟通的系统构建与应用方略、医患沟通的伦理学基础、医患沟通的心理学基础、医患沟通的法律基础、人际沟通的基本原理等。即使有医患沟通技能与实施及医患沟通在内科、外科、妇产科等各科的实践内容，也主要以课堂教学方法（例如知识讲解、视频案例播放等）方式展开。与之相对应的，对学生课程效果的评估主要是知识学习的测试，重点考查知识的识记、理解和简单运用。对于课程计划者而言，只需要将医患沟通学课程安排在临床前阶段的某一学期，体现为学校开设的教学科目，考虑授课的先后顺序，反映了学科本身的体系、各门课程之间的衔接性和相互联系就可以了。①

传统意义的医患沟通教育优势主要在于，可以给学生提供较为系统的医患沟通知识，为进一步的临床实践技能养成打好知识基础。但其缺陷也非常明显。Frank J R 等（2010）曾经指出，传统的教育可能从"学生需要知道什么？"或者"我们应该怎样教我们的学生？"等问题开始，它不能确保所有医学毕业生能在相关领域展现出能力。同时，它容易导致对知识的过度强调，从而忽略技能、态度和实践的高层次方面目标。此外，这种

---

① 孟群. 医学教育学 [M]. 北京：中国协和医科大学出版社，2018：84.

教育方式常常以训练某一方面（如轮科）所花的时间为标准，而不是以实际获得的能力为导向。这导致医生资格认证（如认证考试的资格）也倾向于关注花在特定培训上的时间，而不是实际能力。①

　　显然，传统意义的医患沟通教育存在将知识教学与能力培养混为一谈的致命缺陷。应当指出的是，虽然知识教学与能力培养有相辅相成的一面，但也存在明显的差异。医患沟通教育的关键并不是知识识记能力的考查，而是医者沟通能力和技巧的提升。因为，医患沟通教育的目的是培养学生做出合理的、理智的决定并根据它们来行动的能力，医患沟通教育就是要在评价过程和思维过程中训练学生就医患关系问题进行独立处置的能力。过分的"知识化"倾向容易割裂知识教育与能力教育之间的内在关联，使知识认知的发展脱离具体的实际，影响医患沟通课程的教育效果，进而使医者在面对具体的医患沟通问题时进退失据，缺乏应有的判断能力和处置能力。②

二、能力本位的医患沟通教育

　　与传统意义的医患沟通教育不同，能力本位的医患沟通教育是实践面向的，其着眼点在于以能力提升为导向提高学生沟通技巧水平。这些能力主要包括言语沟通技能、非言语沟通技能、书面沟通技能、同理心表达技能、情绪管理技能等，体现在仪表举止、称谓、倾听、询问病史、体格检查、医患谈话、肢体接触等各个方面。③ 学习此类课程的方法主要是实操、

---

①　FRANK J R, SNELL L S, CATE O T, et al. Competency-based Medical Education：Theory to Practice [J]. Medical Teacher, 2010, 32（08）：638-645.

②　王超. "医患冲突"背景下医学伦理教育的检视与重构 [J]. 伦理学研究, 2018（01）：100-105.

③　王锦帆，尹梅. 医患沟通 [M]. 2版. 北京：人民卫生出版社, 2018：80-95.

反馈、改进。"学习者需要有机会去关注并练习技能使之成为自身本领的一部分，并根据情况有意识恰当地去使用这些技能。在安全的状态下研究新的技能，直到学习者在咨询中运用它们时较为放松。技能教学法帮助学习者掌握大量的被研究和试验过的技能，辅助医患沟通，使他们融入自己的角色中。"① 此外，对学习者学习效果的评估也需要客观化，"以预先设定的标准来衡量这些要素"②。

能力本位的医患沟通教育具有一定的优势。一方面，将沟通定位为能力符合其本质特征。相关政策文件中已经确认了这一点。例如，1991 年《多伦多医患沟通共识声明》指出，"医生和患者之间的有效沟通是一项核心临床职能"。2001 年，美国住院医师教育评鉴委员会提出"效果工程"，要求其所属的医学院与教学医院必须对其住院医师的医学知识（medical knowledge）、以实践为基础的学习与改进（practice-based learning and improvement）、患者关怀（patient-care）、基于医疗体系的执业（system-based practice）、人际与沟通技能（interpersonal and communication skills）与专业精神（professionalism）等六项核心能力进行系统教育并展开评估。③ 2002 年，澳大利亚医学理事会颁布的《医学院校的评估和认证》标准规定，完成了本科医学教育的毕业生应具备以下技能：制订诊疗计划以及调动患者合作的能力；与患者及其家属、医生、护士、其他医疗从业人员和社区进行清晰、周全、慎重交流的能力；严谨有效地提供咨询和向患

① [英] 库尔茨. 医学沟通技能教与学 [M]. 2 版. 王锦帆，译. 北京：人民卫生出版社，2018：43.

② O'NEILL B. Enriching Clinical Communication Teaching：A Qualitative Study of a Curriculum Field in UK Medical Schools [D]. London：King's College London, 2016：51.

③ 古津贤，李大钦. 多学科视角下的医患关系研究 [M]. 天津：天津人民出版社，2009：57-58.

者及家属提供确切的信息，使他们决定是否同意采取某项诊疗措施的能力。①

　　另一方面，能力本位的医患沟通教育有助于满足社会的相关需求。传统围绕知识目标组织的教育倾向于强调教学过程，而不考虑教育结果，而能力本位的教育则采取相反的立场——用结果指导教育决策。在医学教育领域更是如此。医学教育者必须确保每个毕业生都为实践做好准备，并且采用一种与服务对象需求明确挂钩的课程规划方法，使每一个课程元素都有助于提升学习者的学习效果以满足社会需求。

　　当然，能力本位的医患沟通教育也存在一些缺陷。例如，有批评指出，这种模式或话语有一种限制反思、直觉、经验和高阶能力的倾向②；还有批评指出，基于能力的方法倾向于将工作能力降低为原子化的、可观察到的行为，这些行为可能并不代表整体能力。③

　　尽管存在这样那样的批评，能力本位的医患沟通教育在清晰性和责任度方面仍然被认为是有益的，因此获得了相当大的支持。这一领域有影响力的文献，如 *Teaching and Learning Communication Skills in Medicine*④、*Skills for Communicating with Patients*⑤、*Communication Skills for Nursing Practice*⑥、

---

① 中国医学教育质量保证体系研究课题组. 国际医学教育标准参考资料［M］. 北京：北京大学医学出版社，2006：33.

② TALBOT M. Monkey See，Monkey Do：A Critique of the Competency Model in Graduate Medical Education［J］. Medical Education，2004，38（06）：587-592.

③ SAUNDERS M. From 'ORGANISMS' to 'BOUNDARIES'：The Uneven Development of Theory Narratives in Education，Learning and Work Connections［J］. Journal of Education and Work，2006，19（01）：1-27.

④ KURTZ S，SILVERMAN J，DRAPER J，et al. Teaching and Learning Communication Skills in Medicine［M］. CRC Press，2017.

⑤ SILVERMAN J，KURTZ S，DRAPER J. Skills for Communicating with Patients［M］. CRC Press，2016.

⑥ MCCABE C，TIMMINS F. Communication Skills for Nursing Practice［M］. Macmillan International Higher Education，2013.

*Clinical Communication Skills for Medicine*① 等都将目光聚焦在提供实用的、基于技能的指南上。正如库尔茨（2018）所解释的，在沟通教学中，掌握技能是最基本的组成部分。学习者只有通过技能为主的方法才能将这些理解转化为实践。② Aspegren K（1999）也指出，沟通技巧可以在课堂上被教授，可以学习，但如果不通过实践来保持，就很容易被遗忘。③

当然，两者并不是相互排斥的，而是有机结合的。基于能力的教育培训不应该是一种工具性结构，而应是将知识、态度、能力融合的综合体系。"医患沟通的教育不仅应包括相关技能的发展，还应包括对医患关系的性质、背景和伦理的理解。"④ 未来，其实需要选择的是整合两种路径的方案，在侧重技能培训基础上兼顾知识、态度、情感的发展。

第二节　医患沟通教育目标设定的主要类型

"将沟通定位为基本临床技能，并需要清晰地阐明具体的教育目标和任务。"⑤ 这是因为基于能力本位的医患沟通教育是结果导向的。它首先

---

① LLOYD M, BOR R, NOBLE L M. Clinical Communication Skills for Medicine［M］. Elsevier Health Sciences, 2018.

② ［英］库尔茨. 医学沟通技能教与学［M］. 2版. 王锦帆, 译. 北京：人民卫生出版社, 2018：44.

③ ASPEGREN K. Teaching and Learning Communication Skills in Medicine：A Review with Quality Grading of Articles［J］. Medical Teacher, 1999, 21（06）：563-570.

④ NOBLE L M, SCOTT-SMITH W, O'NEILL B, et al. Consensus Statement on an Updated Core Communication Curriculum for UK Undergraduate Medical Education［J］. Patient Education and Counseling, 2018, 101（09）：1712-1719.

⑤ MAKOUL G. Contemporary Issues in Medicine：Communication in Medicine［J］. Association of American Medical Colleges. Medical School Objectives Project, Report III：Contemporary Issues in Medicine：Communication in Medicine. Washington, DC：AAMC, 1999.

需要明确社会需求，确定医生应该具备的核心能力和素养。换言之，在进行医患沟通教育规划时应该首先识别毕业生所需的医患沟通能力，明确定义能力的含义及其组成部分，归纳医患沟通能力得以发展的关键点，选择恰当的教育方法、资源和实践做法，并应用合适的评估工具来衡量教育进展。一系列的政策文件，例如美国医学院协会的《当代医学问题——医学中的沟通》报告、德国的《基于能力的医学教育学习目标目录》、加拿大皇家学院的 CanMEDS 能力框架、欧洲卫生保健交流协会的《医疗专业核心沟通课程学习目标的欧洲共识》等，都对能力目标进行了规定，并大体上依循时间线索、关系线索、角色线索形成了各具特色的指标体系，促进了医患沟通教育目标共识的形成。

一、基于时间线索设定的医患沟通教育目标

基于时间线索设定目标的方式由于阶段清晰，能够配合教学流程步步推进而较受欢迎。1999 年美国医学院协会发布的《当代医学问题——医学中的沟通》报告和 2021 年德国医学教育协会与德国医学学院协会发布的《基于能力的医学教育学习目标目录》都是基于时间线索展开的。略有不同的是，前者分为两个阶段，第 1~2 学年和第 3~4 学年，后者分为 4 个阶段，分别是第一阶段（1~4 学期）、第二阶段（5~6 学期）、第三阶段（7~10 学期）、第四阶段（实习年）。这些文件都起到了较好的引导作用。

（一）美国《当代医学问题——医学中的沟通》报告

1998 年，美国医学院协会发布了医学院目标项目（MSOP），提出了代表医学教育界对学生应具备的知识、技能和态度形成共识的 30 个目标。其中规定，医学院必须确保学生在毕业前能够准确获得患者病史，涵盖病史的所有基本方面，包括与年龄、性别和社会生态状况有关的问题；能够

与患者、患者家属、同事以及其他人员进行有效的口头和书面交流；传递关于缓解疼痛和改善患者痛苦的知识；了解健康状况不佳的重要非生物决定因素，以及导致疾病发展和持续存在的经济、心理、社会和文化因素；富有同情心地对待患者，并尊重他们的隐私和尊严。[①]

1999 年，美国医学院协会发布了《当代医学问题——医学中的沟通》报告。该报告指出，将沟通定位为一项基本的临床技能需要阐明具体的学习目标和能力目的。为此，报告提出了分阶段的能力目标体系，分别适用于学习的前两年和后两年。报告为第 1 学年和第 2 学年设定了 3 个核心目标，分别是：培养对人际关系和医患关系的动态理解；熟悉医生的沟通任务；开始建立与这些任务相关的技能和策略。报告也为第 3 学年和第 4 学年设定了 3 个核心目标，分别是：开始学习如何处理临床实践中遇到的困难话题和情况；发展与家庭成员合作的技能和策略；发展与医生同事和医疗团队其他成员合作的技能和策略（见表 4-1）。[②]

表 4-1　医患沟通教育分阶段目标

阶段	核心目标	解释	细分目标
第 1～2 学年	培养对人际关系和医患关系的动态理解	患者不同、环境不一将极大地影响学生的看法和目标设定。更为重要的是，学生需要探索自己、患者和环境之间的相互依存关系。了解基本的人际沟通过程，敏感地获取患者观点以及发展个人意识，是探索的基础	知识：学生应对基本人际沟通概念和过程（例如，沟通模式、语言和非语言沟通、归因）有所了解，对"以患者为中心"的医学含义和原理有所了解。 态度：学生应对患者观点表现出敏感性；学生应表现出对可能影响他们与患者互动的文化和个人因素的敏感性

---

① MAKOUL G. Report III：Contemporary Issues in Medicine：Communication in Medicine［R/OL］. Association of American Medical Colleges，2022-05-18.

② MAKOUL G. Report III：Contemporary Issues in Medicine：Communication in Medicine［R/OL］. Association of American Medical Colleges，2022-05-18.

续表

阶段	核心目标	解释	细分目标
第1~2学年	熟悉医生的沟通任务	如果能以明确和适合的方式将沟通技能教学与临床实践结合起来，学生将会从中获得最大收益。因此，可以引入一个医生努力完成的沟通任务模型，并着手进行与他们培训水平最相关的任务	知识：学生应该能够识别有效会谈中不可或缺的沟通任务。现有成熟的模型已经强调了核心能力，包括布朗访谈检查表，《卡尔加里—剑桥指南》，E4模型，"以患者为中心"的临床方法以及SEGUE教学和评估沟通技巧框架。例如，SEGUE框架就包括25项具体的沟通任务。 设置舞台：适当地问候患者，确定访问的原因，列出访问的议程，进行联系并保障隐私。 征求信息：征求患者对健康问题或进展的看法；探索身体/生理因素；探讨社会心理/情感因素，讨论治疗的前因后果；讨论健康问题如何影响患者的生活；讨论生活方式问题、预防策略、健康风险；避免指令性、引导性问题；给予患者表达观点的机会和时间；全神贯注地关注患者；检查/澄清信息。 提供信息：解释诊断程序的基本原理；教导患者了解自己的身体和情况；鼓励患者提出问题；适应患者的理解水平；理解患者的观点；认可患者的成就、进展、挑战；认可等待的时间；表示关心、关注、同情；保持尊重的语气；询问患者是否还有其他想讨论的问题，与患者一起回顾下一步工作。 态度：学生应该表现出这样的信念，即这些交流任务是有效医疗服务的组成部分，并能够阐明一些"不适用于特定的临床环境"的任务
	开始建立与这些任务相关的技能和策略	大部分的教学需要帮助学生获得或改善沟通技能，以帮助他们完成沟通任务。技能培养需要结合阅读、讨论、思考、练习和反馈，并为这些学习活动提供充足的机会	知识：学生应该能够表现出对基本沟通技巧和目的的理解。应用一些策略（例如，提出开放式的问题，使用沉默，反映患者的意见）。学生应该能够确定哪些沟通技巧和策略可以用来完成特定的沟通任务（例如，用沉默来引出患者对其健康问题的看法）。 态度：学生应相信沟通技巧可以学习和提高。学生应该认真对待任何练习沟通技巧的机会，无论是相互之间的角色扮演，还是与患者导师的合作，或是与真实患者的互动。 技能：学生应该熟练地使用一些不同的技能和策略来完成交流任务。学生不应该以僵硬的、高度脚本化的方式与他们的患者沟通

阶段	核心目标	解释	细分目标
第3~4学年	开始学习如何处理临床实践中遇到的困难话题和情况	考虑到医患接触比较广泛，所有学生都会有他们特别感兴趣或担心的技能和情况（例如，处理垂死的患者，处理愤怒的患者，传递坏消息等）。虽然不能指望学生在医学培训的早期就掌握这些更高级的技能和情况，但应该为他们提供时间和机会，在这些方面进行探索和实践	知识：经过相关的阅读或指导，学生应该能够产生一个可能适合特定困难情况的技能和策略清单（例如，当宣布坏消息时应当直接表述，避免使用术语，接受患者或家庭成员的反应）。 态度：学生应表现出对学习困难课题和情况的承诺。 技能：学生应表现出处理困难情况的熟练程度。更具体地说，他们应该避免使困难升级或模糊化。此外，在遇到困难时，学生应该能够确定将使用的技能和策略，并分析哪些是有效的，哪些是患者及其家属可能不认同的
	发展与家庭成员合作的技能和策略	第3~4学年将会使沟通的范围扩大到患者家庭。在实习期间，学生将看到患者的家庭成员，应当学习向家庭成员提供或者获取相关信息	知识：经过相关的阅读和指导，学生应该表现出对家庭成员通过工具性支持、社会支持和影响患者等方式影响健康这一结果的理解。 态度：学生应该敏感地觉察出患者家属经历的焦虑。 技能：学生应该能够适当地让患者的家庭成员参与进来。应该能够有效地处理来自作为照顾者的家庭成员的问题。在学生培训阶段，关键是要正确判断哪些问题适合回答、哪些问题应该回答

阶段	核心目标	解释	细分目标
	发展与医生同事和医疗团队其他成员合作的技能和策略	虽然学生在前两年可能一直在门诊或医院环境中工作，但直到实习期，他们才开始被视为保健团队的一员。必须尽早地向他们说明与团队成员沟通的重要性，并开始发展诸如冲突管理等技能和策略	知识：经过相关的阅读学习和指导，学生应该能够了解医疗保健团队成员的角色和目标。经过相关阅读学习和指导，学生应该能够说明冲突管理策略。 态度：学生应该表现出这样的信念，即他们是医疗保健团队的重要组成部分，因此对高质量的患者护理负有责任。 学生应该表现出这样的信念，即医疗保健团队的每个成员都是有价值的，无论其学位或职业如何。 技能：学生应该表现出有能力为患者提供清晰的口头介绍。学生应表现出有能力给患者清晰的书面陈述。学生应表现出有能力就他们被指定的研究课题做出清晰和简洁的陈述

资料来源：《当代医学问题——医学中的沟通》①。

（二）德国《基于能力的医学教育学习目标目录》

2021 年 3 月，德国医学教育协会和德国医学学院协会联合发布了新版《基于能力的医学教育学习目标目录》。该目录从能力本位教育理念出发，系统地规定了医学生在完成学业后应具备的各项能力，并对态度、科研能力、软技能等更高层次学习目标提出了要求。目录主要包含简介、开发过程及目录结构、人的理论与形象、毕业生简介、咨询理由、疾病、总体和与疾病相关的学习目标、卓越的能力、药品清单、病原体清单等内容。其中，卓越的能力包含了医患沟通能力。医患沟通能力又可以细分为基础知识、进行对话、情绪挑战、沟通策略、社会影响因素和数据保护等 6 个方面。目录细化了每一项具体能力，并对应规定了学习时间。例如，在医患沟通能力的一级目标"进行对话"下面设定了 8 个二级目标："医患关系"

---

① MAKOUL G. Report Ⅲ：Contemporary Issues in Medicine：Communication in Medicine［R/OL］. Association of American Medical Colleges，2022-05-18.

"对话的整体结构""找到合适方式开始对话""一般和特定病史收集"
"以谨慎和易于理解的方式传达信息""决策过程""进一步计划""成功
设计会话任务"。然后，在每一个二级目标下面又设定了多个三级目标，
再将每一个三级目标的完成时间进行了标注（见表4-2）。通过这种方式，
目录实现了对医患沟通能力培养目标的具体规定，凸显了阶段性的重点
任务。

表4-2　德国《基于能力的医学教育学习目标目录》"进行对话"部分节选

一级目标	二级目标	三级目标	第一阶段（1~4学期）	第二阶段（5~6学期）	第三阶段（7~10学期）	第四阶段（实习年）
进行对话（形成充满信任、稳定的医患关系，掌握专业的、"以患者为中心"的访谈技巧，考虑谈话的具体类型、谈话阶段和谈话任务）	医患关系（能够通过自己的沟通行为建立并维持积极的、可持续的和相互信任的医患关系）	问候患者，介绍自己的姓名和职业。提出开场问题，为患者打开对话空间	2	3b	3b	3b
		采取"以患者为中心"（一致、接受和同情）的基本态度，进行相应的沟通，从而专业地管理好医患间关系距离	2	3a		3b
		通过沟通产生或加强安慰效应	2	3a		
		通过沟通减少、避免或防止风险	2	3a		
		在谈话中考虑疾病的心理、身体、社会、年龄和性别等各方面情况	2	3a		3b

续表

一级目标	二级目标	三级目标	第一阶段（1~4学期）	第二阶段（5~6学期）	第三阶段（7~10学期）	第四阶段（实习年）
		应用系统化和结构化的信息收集技术	2	3a		3b
		考虑使用语言、非语言和辅助语言沟通	2	3a		3b
		运用适当的模式进行对话，感知感受并根据情况进行处理	2	3a		3b
		根据建设性反馈的规则，适当地给予和接受反馈		3a		3b
		在检查和治疗前获得患者及其家属的知情同意，并在过程中解释自己的程序		3a		3b
		对患者的主观疾病观念和解释模式做出反应，将其与医生的疾病理论、价值观和利益相协调，并将其纳入治疗		3a		3b
		使用适当的技术来激活资源并促进个人责任	2	3a		3b

续表

一级目标	二级目标	三级目标	第一阶段（1~4学期）	第二阶段（5~6学期）	第三阶段（7~10学期）	第四阶段（实习年）
	对话的整体结构（从头到尾透明地安排对话）	根据不同情况和要求管理时间		3a		3b
		考虑到医生和患者关心的问题，设定访谈的议程，并进行相应的沟通		3a		3b
		应用结构化面试技巧，并根据面试任务使用特定的提问技巧	2	3a		3b
		识别并控制谈话过程中的焦点，在"以医生为中心"和"以患者为中心"的谈话之间建立一个适当的变化		3a		3b
	找到合适方式开始对话（找到一个合适的方式来开始谈话，并创造一个适应框架进行讨论）	问候患者，介绍自己的姓名和职位，并从开放式问题开始，为患者打开对话空间	2	3b	3b	3b
	一般和特定病史收集（能够根据情况和疾病对患者进行结构化的了解，并包括来自其他方面的信息）	采取并记录紧急情况	2	3a		3b

续表

一级目标	二级目标	三级目标	第一阶段（1~4学期）	第二阶段（5~6学期）	第三阶段（7~10学期）	第四阶段（实习年）
		采集并记录疾病史	2	3a		3b
		采集并记录植物人病史	2	3a		3b
		了解并记录用药史，包括过敏和耐受问题，并询问患者的依从性	2	3a		3b
		采集并记录社会心理学史	2	3a		3b
		拍摄并记录社会历史，包括家庭历史	2	3a		3b
		采集并记录性史，包括月经史	2	3a		3b
		采集并记录疾病发展史	2	3a		3b
		采取并记录与健康有关的行为史	2	3a		3b
		采取并记录定向的口腔健康史（和调查结果）	1	2		3a
		采集并记录与康复有关的病史，重点是参与，包括背景因素	2	3a		3b

续表

一级目标	二级目标	三级目标	第一阶段（1~4学期）	第二阶段（5~6学期）	第三阶段（7~10学期）	第四阶段（实习年）
		记录道路安全方面的交通病史，并存档		3a		3b
		采集并记录外部病史		3a		3b
		询问并记录患者之前的医学知识、态度、经验和对疾病的期望	2	3a		3b
		记录和记载患者的健康知识		3a		3b
		概述收集和记录系统		3a		3b
		与患者讨论前瞻性护理计划		3a		3b
		与亲属讨论前瞻性护理计划			2	3a
	以谨慎和易于理解的方式传达信息（以注意和容易理解的方式传达信息，特别是诊断信息和解释，鼓励提问和讨论，并考虑到患者的参与需要）	尊重患者的理解		3a		3b
		提供可理解的、有同情心的教育和咨询，必要时转到适当的联络点		2		3b
		在自主权、责任、信息数量和完整性方面以患者的需求为指导，并尊重他们拒绝提供信息的权力，特别是在传达诊断信息时		2		3b

一级目标	二级目标	三级目标	第一阶段（1~4学期）	第二阶段（5~6学期）	第三阶段（7~10学期）	第四阶段（实习年）
		以患者和情境为导向的方式传达诊断结果		3a		3b
	决策过程（与患者或其照顾者一起设计决策过程，考虑他们判断的前提条件和可能的后果。参与式决策、共享式决策）	明确决策中的责任，并酌情采用参与式决策方法，让合适的人参与决策过程				3a
		使用辅助设备，以可理解的方式传达有关从预防到缓解的不同治疗方案及其优点、缺点和风险信息				3b
		单独澄清患者的参与需求，并与他们一起设计决策过程				3b
		确定患者的期望、关切和偏好，并就这些方面表达自己的期望和治疗偏好				3b
		考虑诊疗决定与患者的社会环境之间的相互作用				3b
	进一步计划（能够进一步规划诊断和治疗步骤，并结束与患者的访谈）	讨论并制订联合诊断和治疗计划，并在必要时进行更改				3b

续表

一级目标	二级目标	三级目标	第一阶段（1~4学期）	第二阶段（5~6学期）	第三阶段（7~10学期）	第四阶段（实习年）
		总结会议，与患者讨论接下来的步骤并结束与患者的讨论				3b
	成功地设计会话任务（成功地设计各种对话任务，同时考虑它们的基本特征和要求）	就各种药物和处方的使用（用药计划）向患者以及（如有必要）亲属或护理人员提供建议				3b
		准备、进行和记录信息讨论			3a	3b
		准备、执行和记录查房			3a	3b
		准备、进行和记录面谈			3a	3a
		在家庭环境中充分准备、进行和记录对话			3a	3a
		告知和建议患者拟定遗嘱		3a		3b
		提供参加自助小组的信息和建议		3a		3b
		告知和建议患者及其亲属有关驾驶健康和驾驶安全的信息			3a	

资料来源：德国《基于能力的医学教育学习目标》（2021版）[①]

---

① https：//nklm. de/zend/objective/list/orderBy/@ objectivePosition/modul/1126

二、基于角色定位设定的医患沟通教育目标

1996 年，加拿大皇家学院批准了第一个专科医生能力框架——CanMEDS（the canadian medical education directives for specialists）。2005 年，皇家学院更新了该框架，并将其作为皇家学院医学教育的标准纳入住院医师培训认证、评估和考核当中。2015 年，CanMEDS 框架获得更新，引入患者安全等新主题，并使该框架与基于能力的医学教育方法保持一致。2017 年，皇家学院与 12 家加拿大医疗机构联合成立了新的 CanMEDS 联盟。联盟同意将 CanMEDS 框架嵌入各自的工作领域，以培训和评估加拿大医生，通过增强一致性来改善患者护理。CanMEDS 自 1996 年被皇家学院正式采用以来，已成为世界上最广泛接受和应用的医师能力框架。[①]

从设计理念看，CanMEDS 框架基于能力本位设计，是为了培养医生实现最佳病患护理所应具备的能力而制定的指南。它为医学实践的各领域定义必要的能力目标，并为加拿大医学教育和实践提供能力基础。其特点在于，为每个角色设定一套能力目标。这些目标适用于医生的整个职业生涯。[②] CanMEDS 指出，一位称职的医生需要匹配 7 种角色能力，分别是医学专家（medical expert）、沟通者（communicator）、合作者（collaborator）、领导者（leader）、健康倡导者（health advocate）、学者（scholar）、专家（professional）。[③] 其中，对于沟通者规定了如下内容[④]：

---

① https：//www. royalcollege. ca/rcsite/canmeds/
② https：//www. royalcollege. ca/rcsite/canmeds/about/history-canmeds-e
③ https：//www. royalcollege. ca/rcsite/canmeds/canmeds-framework-e
④ https：//www. royalcollege. ca/rcsite/canmeds/framework/canmeds-role-communicator-e

（一）定义

作为沟通者，医生应当与患者及其家属建立关系以促进收集和分享有效保健的信息。

（二）描述

医生应通过与患者探讨症状和积极倾听患者对其疾病的体验，实现以患者为中心的治疗性沟通。医生应与患者探讨其观点，包括恐惧、对疾病的想法、对疾病影响的感受以及对健康护理和健康护理专家的期望。医生应将医学知识与对患者背景的理解结合起来，这些背景包括社会经济地位、病史、家族史、生活状况、工作、学校环境以及其他相关的心理和社会问题。以患者为中心的核心是共同决策：在制订计划时与患者协商寻找共识，以反映患者需求、价值观和偏好的方式解决他们的医疗问题和健康需求，并且强调计划应以证据和指南为依据。由于疾病不仅影响患者，也影响他们的家人，医生必须能够与参与患者护理的各类人进行有效的沟通。

（三）沟通者应具备的能力

CanMEDS 认为，作为沟通者的医生应当具备核心能力和细分能力。其中 5 类核心能力分别是：与患者及其家属建立专业的治疗关系；征求并归纳有关信息，并将患者及其家属的观点纳入其中；与患者及其家属分享医疗保健信息和计划；让患者及其家属参与制订反映患者健康护理需求和目标的计划；记录和分享有关医疗会诊的书面和电子信息，以优化临床决策、保障患者安全和隐私（见表 4-3）。

表 4-3 作为沟通者的医生应具备的核心能力和细分能力

医生应具备的核心能力	细分能力
1. 与患者及其家属建立专业的治疗关系	1.1 采用以患者为中心的方式进行沟通，它强化患者的信任和自主性，并以同情、尊重和怜悯为特点。 1.2 优化物理环境，使患者感到舒适、有尊严、有隐私、有参与感和安全。 1.3 认识到患者、医生或其他医护人员的价值观、偏见或观点可能对护理质量产生影响，并相应地修改对患者的处置方法。 1.4 对患者的非语言行为做出反应，以加强沟通。 1.5 处理意见分歧和情绪激动的对话。 1.6 适应每个患者的独特需要和偏好，以及他们的临床情况
2. 征求并归纳有关信息，并将患者及其家属的观点纳入其中	2.1 运用以患者为中心的面谈技巧，有效地收集相关的生物医学和社会心理学信息。 2.2 为整个患者访谈提供一个清晰的结构并管理其流程。 2.3 在征得患者同意的情况下，从其他来源（包括患者的家人）获得并归纳相关信息
3. 与患者及其家属分享医疗保健信息和计划	3.1 清晰、准确和及时地分享信息和解释。 3.2 准确、恰当地向患者及其家属披露有害的安全事件
4. 让患者及其家属参与制订反映患者健康护理需求和目标的计划	4.1 以尊重、不评判和文化上安全的方式，促进与患者及其家属的讨论。 4.2 协助患者及其家属识别、获取并利用信息和通信技术来支持他们的护理、管理他们的健康。 4.3 运用沟通技巧和策略，帮助患者及其家属做出有关健康的知情决定
5. 记录和分享有关医疗会诊的书面和电子信息，以优化临床决策、保障患者安全和隐私	5.1 以准确、完整、及时和可获取的方式记录临床情况，并符合监管和法律要求。 5.2 使用书面健康记录、电子医疗记录或其他数字技术进行有效沟通。 5.3 以尊重患者隐私和保密的方式与患者和其他人分享信息，并增进理解

资料来源：加拿大皇家学院网站[1]

---

[1] https：//www. royalcollege. ca/rcsite/canmeds/framework/canmeds-role-communicator-e

三、基于主体关系设定的医患沟通教育目标

基于主体关系设定目标的方式由于对象明确、针对性强，在实践中常常被采纳。2008 年的《医疗专业核心沟通课程学习目标的欧洲共识》和 2016 年的《拉丁美洲、葡萄牙、西班牙关于医学本科生核心沟通课程的共识》都是基于主体关系设定展开的。略有不同的是，前者将教育目标分为与患者的沟通、与自己的沟通、与团队的沟通 3 部分；后者则将教育目标分为与患者的沟通、与患者家属的沟通、人与人之间的沟通、专业人员之间的沟通、通过不同渠道进行沟通、特殊情况下的沟通等六部分。

（一）《医疗专业核心沟通课程学习目标的欧洲共识》

该共识文件指出，为不同学科的卫生保健人员提供共同的沟通学习目标是非常必要的，而在这一点上，既有文件对此的规定比较少。为此，需要规划一个适用于整个欧洲所有卫生保健专业的核心沟通课程，为本科以及医师资格前教育明确共同的专业沟通教学目标，在欧洲广泛共识基础上改善教育状况。基于此，欧洲卫生保健交流协会（The European Association for Communication in Health Care，EACH）成立了 EACH 分委员会，以支持整个欧洲医患沟通教学的发展。2008 年，该委员会组织了 18 个欧洲国家的 46 名专家着手开发卫生专业核心沟通课程（health professions core communication curriculum，HPCCC），最终提出了《医疗专业核心沟通课程学习目标的欧洲共识》。文件大体框架分为 3 个部分，分别是：关键沟通任务，侧重于与患者建立关系和信息交流；推荐技能，侧重于可观察到的技能和沟通技巧；特殊沟通任务，侧重于挑战性的情况和团队沟通，并基于

主体关系类型设定了卫生保健专业本科教育目标。①

具体来看，教育目标分为与患者的沟通、与自己的沟通、与团队的沟通3部分。其中，与患者的沟通为34项（见表4-4）。

表4-4 共识文件中规定的"与患者的沟通"目标

序号	细分目标
1	使自己的沟通适应患者的理解水平和语言，避免使用专业术语
2	使用技巧建立并保持融洽并具有同理心的关系，确保患者感到被关注和被倾听
3	以尊重的态度与患者交流，包括确保保密性、隐私性和自主性，并承认患者是塑造关系的伙伴
4	诱导和探索患者的生物—心理—社会层面的信息（例如，收集相关信息，确保理解，可理解地转达信息，口头表达情感内容）
5	鼓励患者表达自己的想法、关切、期望和感受，并接受患者意见和感受的合法性
6	及时、全面和有意义地给患者提供信息（口头、书面、电子和电话）
7	使用积极倾听的技巧（例如，通过语言和非语言技巧重新感受、捕捉患者的线索、转述、总结等）
8	认识到困难的情况和沟通的挑战（如哭泣、强烈的情绪感受、中断、攻击、愤怒、焦虑、尴尬或敏感问题、认知障碍、传递坏消息等），并敏感地、建设性地处理这些问题
9	对患者和医护人员的非语言交流（如眼神接触、手势、面部表情、姿势）表现出认识，并做出适当的反应
10	在沟通结构上，从头到尾塑造一个对话（如介绍、启动对话、收集和提供信息、计划、结束访谈、安排下一次会议等）
11	根据情况使用不同类型的问题（如开放、封闭和集中类型的问题）

① BACHMANN C, ABRAMOVITCH H, BARBU C G, et al. A European Consensus on Learning Objectives for a Core Communication Curriculum in Health Care Professions [J]. Patient Education and Counseling, 2013, 93（01）：18-26.

续表

序号	细分目标
12	确定患者对医疗专业人员角色的期望
13	使用适当的策略解决冲突（例如，对感知、影响、愿望的反馈） 学生有效地收集和交流相关信息，以进行推理和决策
14	征求患者的需求，如信息、自主、真相和责任，并根据患者的资源和优势调整计划和干预措施
15	在护理和评估患者时考虑身体、心理、社会、性别、文化、伦理和精神方面的因素，感知自己的价值观和规范与患者之间的差异
16	对患者的健康信念和疾病理论做出反应，并将其与自己的疾病理论进行对比和整合
17	了解患者需要什么信息，并提供适当的信息量
18	以患者为中心的方式提供信息，并在患者同意的情况下分享信息（如医院同事、家人和其他人）
19	征求和综合信息，为患者提供护理
20	询问患者对疾病的了解程度
21	考虑患者病史的不同要素（疾病的历史、医护人员与患者关系的历史、患者的历史）
22	知道用图表、模型、书面信息和说明来补充口头信息的重要性，并适当地应用这些信息
23	如有必要，从其他来源（如患者的家人、照顾者和其他专业人士）寻找并综合相关信息
24	确定患者在决策方面愿意和能够承担多少参与责任
25	与患者讨论可能的优点、缺点和预期结果
26	鼓励患者积极参与决策，并以患者为中心的方式向患者解释选择或权利
27	阐明自己在决策过程中的作用
28	与患者讨论决定可能产生的一系列后果，并向患者解释不选择诊断和治疗措施的可能后果

续表

序号	细分目标
29	询问患者有哪些相关的心理和社会资源可以用来做决定
30	向患者提供让其他人参与决策过程的选择，并向患者说明如何以及何时必须做出决定
31	适当地与同事、患者及其亲属讨论决定，并定期重新评估自己的决定，必要时进行修改
32	如果被问及，向患者明确说明自己的意见
33	与患者公开谈论不确定性，并制定处理不确定性的方案
34	向患者解释哪些信息是需要的，以减少决策过程中的不确定性

资料来源：《医疗专业核心沟通课程学习目标的欧洲共识》[①]

与自己的沟通有 12 项，具体内容见表 4-5。

表 4-5 共识文件中规定的"与自己的沟通"目标

序号	细分目标
1	认识到自己对他人（如患者、同事）的情绪（如不安全感、同情、反感、吸引力等），并在情况需要时，如患者的痛苦程度高时，能够不顾自己的情绪反应有效地工作
2	认识到与患者的有效沟通可以提升患者的满意度和改善临床效果
3	描述和评估自己的沟通和行为，批判性地考虑两者的替代方案
4	识别、反映和交流自己的长处、弱点和局限性，评估自己的愿望、恐惧、目标、规范和价值观

---

① BACHMANN C, ABRAMOVITCH H, BARBU C G, et al. A European Consensus on Learning Objectives for a Core Communication Curriculum in Health Care Professions [J]. Patient Education and Counseling, 2013, 93 (01): 18-26.

序号	细分目标
5	评估自己的定型观念和社会偏见，并意识到自己的行为受到个人经验、当前形势、自身知识和兴趣的影响
6	反思自己对工作的态度（如愤世嫉俗、满意）
7	反思和讨论自己作为医护人员在行动中遇到的道德、跨文化和其他挑战（例如，患者无法给予同意，不同文化中的健康、疾病概念），并讨论解决方法
8	负责任地使用权力和影响力
9	分析和讨论与他人的对话情况（例如，同行交流、团队会议、小组中的交流等）
10	了解保健人员与患者关系的模式（如转移/反转移、互惠、主体间性、期望/经验、潜在的等级不平衡等）
11	恰当地处理自己和他人的错误（如避免个人责备），以寻求解决方案和帮助，了解错误发生的基本原则（如忽视信息或患者的需求，沟通不足）
12	应对和处理与自己的教育水平相适应的自身不确定性

资料来源：《医疗专业核心沟通课程学习目标的欧洲共识》[①]

与团队的沟通为 15 项，具体内容见表 4-6。

表 4-6 共识文件中规定的"与团队的沟通"目标

序号	细分目标
1	感知并尊重团队成员的个性、主观感受、不同观点和不同医疗保健专业人员的专业知识
2	营造积极的工作氛围（例如，支持和整合团队成员，提到不愉快事务的积极方面，重视团队成功）

---

① BACHMANN C, ABRAMOVITCH H, BARBU C G, et al. A European Consensus on Learning Objectives for a Core Communication Curriculum in Health Care Professions [J]. Patient Education and Counseling, 2013, 93 (01)：18-26.

续表

序号	细分目标
3	使用反馈规则，如第一人称陈述，适当地给团队成员提供反馈
4	能够解决冲突，并能在医疗团队中进行建设性的谈判。
5	承担、明确和反思自己在团队中的角色和责任（例如，团队与团队成员、领导者），并确定自己的专业在跨专业团队中的作用
6	明确并欣赏自己在团队方面的潜力，愿意并能够与他人合作
7	理解团队动力的原则，以及在实践中支持和抑制团队合作的因素
8	识别自己的利益，并将其与团队目标区分开来
9	反思自己的意见对他人的影响，并考虑到这一点
10	给出明确的指示
11	确保所有相关信息都能得到
12	促进小组内意见的形成，鼓励和奖励小组成员发表不同的意见
13	保持清晰、适当的书面或电子的临床接触和计划记录
14	有效地介绍专业知识（例如，向他人介绍患者和临床细节，在小组面前发言，介绍科学数据）
15	识别并了解如何转介给能够帮助解决相应问题的人和机构

资料来源：《医疗专业核心沟通课程学习目标的欧洲共识》[①]

（二）《拉丁美洲、葡萄牙、西班牙关于医学本科生核心沟通课程的共识》

该共识文件指出，在拉丁美洲、葡萄牙和西班牙，医学院正在将医患沟通技能纳入本科生课程。一些医学院还为此提出了一般性的管理指南。

---

① BACHMANN C, ABRAMOVITCH H, BARBU C G, et al. A European Consensus on Learning Objectives for a Core Communication Curriculum in Health Care Professions [J]. Patient Education and Counseling, 2013, 93 (01): 18-26.

然而，正式将沟通技能引入课程的医学院校很少，不仅在能力要求的类型或内容上存在很大差异，而且在何时、何地和如何教授沟通技能方面也存在很大差异。为此，有充分的理由实施类似于《博洛尼亚宣言》的倡议，将基于共同和明确定义的能力纳入医学教育中，以促进可比性并允许学校之间进行交流。① 在这种情况下，《拉丁美洲、葡萄牙、西班牙关于医学本科生核心沟通课程的共识》得以在 2016 年出台。

从内容上看，共识文件最初的建议包括 157 项学习目标，对这些内容产生了 734 条评论，涉及对一些成果的修改、删除和增加。在评议结束时，就 6 个能力领域下的 136 项学习成果达成了共识，总体接受度达到 95.1%。这些目标的组织结构主要围绕主体关系展开，分别为与患者的沟通、与患者家属的沟通、人与人之间的沟通、专业人员之间的沟通、通过不同渠道进行沟通、特殊情况下的沟通。② 表 4-7 介绍了"与患者的沟通"指标内容。

---

① GARCIA DE LEONARDO C, RUIZ-MORAL R, CABALLERO F, et al. A Latin American, Portuguese and Spanish Consensus on a Core Communication Curriculum for Undergraduate Medical Education [J]. BMC Medical Education, 2016, 16 (01)：1-16.

② GARCIA DE LEONARDO C, RUIZ-MORAL R, CABALLERO F, et al. A Latin American, Portuguese and Spanish Consensus on a Core Communication Curriculum for Undergraduate Medical education [J]. BMC Medical Education, 2016, 16 (01)：1-16.

表 4-7 共识文件中"与患者的沟通"指标内容

一级指标	二级指标	三级指标	四级指标
1. 对患者进行临床访谈的一般方面（让学生认识到医学访谈对临床的价值；了解、整合和构建各种内容）	1. 解释交流的原则和特点。 2. 解释和患者的关系模式（注重专业、注重患者、注重任务、注重过程、整合）。 3. 描述患者病史的各种内容要素（疾病、身体和辅助检查、诊断方法、护理计划、演变）。 4. 描述准备患者病史的各种有用的程序性要素（沟通或关系技能）。 5. 划分临床访谈从开始到结束的结构（介绍、启动访谈、分享信息；收集和提供信息、计划、安排下次会面、结束访谈）。 6. 确定在科学研究中被证明有效的医患沟通的各个方面（由于与护理结果的积极关系）。 7. 认识到临床交流通常通过中间结果导致护理结果改善的机制。 8. 通过整合内容（病史、检查、诊断、护理计划和演变）和过程（沟通或关系技巧）进行临床访谈。 9. 通过适当行为表现出对进行临床访谈关系背景重要性的接受。 10. 表现出让患者参与互动的意愿，建立治疗关系		

一级指标	二级指标	三级指标	四级指标
2. 与患者沟通的任务和技能	1. 建立和保持治疗关系（学生通过以患者为中心的方法建立和保持治疗关系）	1. 知道非语言交流的最相关方面（眼神接触、手势、面部表情）以及它们对建立有效关系的影响。 2. 利用积极倾听、提问、检查等技巧，确认患者感到被关注和被倾听。 3. 察觉到患者的非语言沟通需要，并根据情况做出适当的反应。 4. 在与患者沟通时，以不干扰的方式使用临床病历记录（手写/电脑录入）。 5. 运用社会沟通技巧欢迎患者，促进有效的关系（问候，叫患者的名字，让他们感到舒适）。 6. 运用社会沟通技巧与患者沟通，促进有效的关系（说再见，陪他们到门口）。 7. 在适当的时候表现出同理心（情绪反应、当困难情况出现时）。 8. 认识到困难的情况和沟通的挑战（哭泣、强烈的情绪、中断、攻击、愤怒、焦虑、敏感或尴尬的话题、认知困难、坏消息、第一次见面等）。 9. 使用技术敏感和富有建设性地处理困难情况和沟通挑战。 10. 考虑到患者的权利（保密性、隐私性、自主性、尊重他们的价值观和信仰），以尊重的方式与患者交往。 11. 将患者视为建立关系的合作者，并以这种方式对待患者。 12. 对与患者的关系和他们的情况表现出真正的兴趣。 13. 在与患者的关系中适当地使用幽默感（在需要平静的情况下，显示亲近）	

续表

一级指标	二级指标	三级指标	四级指标
	2. 交流信息并理解它	1. 收集信息（学生收集相关信息以做出合理的临床决定）	1. 区分疾病，认识到从两个角度探索的重要性。 2. 认识到收集信息时各种沟通技巧的优势和劣势（开放式/封闭式问题，引出信息）。 3. 准确地确定患者就诊的原因（开放性问题，不打断，探讨不同的原因）。 4. 在情况需要时，收集和检查患者的生物—心理—社会病史（身体、精神、心理、家庭、工作）的内容。 5. 从以人为本的医学角度出发，在临床病历中加入任何其他感兴趣的内容（精神需求、经济困难、对休闲时间的免打扰），这些在病历表上通常没有记录。 6. 根据不同情况使用不同类型的问题（开放式、封闭式和引导式）。 7. 使用语言和非语言的积极倾听技巧（反思、从患者身上获取线索、转述、引出、总结）。 8. 简要地向患者重复所收集的信息，以便核实。 9. 评估疾病如何影响患者的日常生活、社会家庭环境和工作环境。 10. 在询问时考虑可能影响患者需求的其他因素（想法、恐惧、感觉、偏好、先前的经验）。 11. 为体检提供充分的支持（请求允许，解释将要做什么和为什么，与患者分享结果）。 12. 认识到医疗和患者的价值观和标准之间的差异，尊重他们，不做评判。 13. 表现出开放的态度，并愿意适当地处理任何对自己重要的方面。适当地行动，使患者关注医疗保健

续表

一级指标	二级指标	三级指标	四级指标
		2. 提供信息（使学生以清晰和个性化的方式提供患者所需的信息，以便做出决定）	1. 批判性地评估关于向患者传递信息的科学发现，以及对患者的影响。 2. 描述充分告知患者风险的基本原则（在介绍数字和可能性时避免任何类型的操纵和/或偏袒）。 3. 将风险传达给患者，对指标（风险措施）进行个性化的使用。 4. 必要时，用图表、模型、书面信息和指示来补充这些口头信息。 5. 估计患者对其问题的了解程度，以及患者希望被告知到什么程度，以提供患者实际需要的信息。 6. 适当地给患者提供信息（充分的情况）。 7. 根据患者的理解和语言水平调整沟通方式，避免任何医学术语。 8. 从患者的角度出发，提供"以患者为中心"的信息，使之对患者有意义。 9. "以患者为中心"的方式讨论益处、风险和预期结果。 10. 通过诱导患者提出任何问题来验证其对所提供信息的理解。 11. 向患者解释准确的信息，以尽量减少做决定时的不确定性。 12. 经患者同意，与第三方（同事、家人和其他人）分享信息

一级指标	二级指标	三级指标	四级指标
	3. 与患者共同做出决定并帮助患者执行决定（学生在做决定时考虑到患者的参与和责任，以及他们的喜好）	1. 区分患者参与决策的各种方式（家长制、消费主义、协作）。 2. 确定决策过程中，医生最合适担任的角色。 3. 接受不确定性在临床推理和决策中的作用，认为它是一个实质性的因素。 4. 认识到导致临床决策中存在不确定性的因素（缺乏专业知识、缺乏证据）。 5. 以适应患者水平的方式向患者传达存在的不确定性事实。 6. 探讨患者的需求、资源（信息、自主权、信任、责任、心理特征）以及让他们参与决策的意愿。 7. 利用谈判技巧与患者达成协议。 8. 理解辅助工具在临床实践中做决定时的作用（决策辅助工具）。 9. 教会患者如何使用决策辅助工具，以便在讨论中使用这些工具。 10. 阐明了必须与患者一起做出决定的方式和时间。 11. 与患者讨论一个决定可能产生的一系列后果（解释选择/不选择所讨论的选项的后果）。 12. 为患者提供开放的选择，并通过包括第三方（同事、家庭成员）来丰富决策讨论的内容。 13. 采用知情同意的方式，让患者了解手术的特点和后果。 14. 根据患者的资源和优势调整治疗计划。 15. 在访谈结束时，通过使用适当的沟通策略（总结、强调关键方面、预测可能的演变和提供指导）来结束这个过程。 16. 承担患者在决策过程中的参与和责任，并在此过程中使用适当的行为。 17. 愿意重新评估和审查自己的决定	

资料来源:《拉丁美洲、葡萄牙、西班牙关于医学本科生核心沟通课程的共识》①

第三节　我国医患沟通教育目标设定的审视重构

我国正式的医患沟通教育始于 2003 年，并被规定在《本科医学教育标准——临床医学专业（试行）》《本科医学教育标准——中医学专业（暂行）》当中，成为高等医学教育的重要组成部分。本节将结合学者调查与笔者的资料检索对我国高等医学院校医患沟通教育目标设置现状进行扫描，并在借鉴国外经验基础上，提出构建完善目标体系的建议。

一、我国医患沟通教育目标设定的现状审视

在我国，对医患沟通能力的培养已经列入国家政策文件。2008 年，教育部制定出台了《本科医学教育标准——临床医学专业（试行）》，该文件在多处提到"沟通交流"这一词语。例如，在培养目标规定上，将进行交流的意识和能力纳入"思想道德与职业素质目标"和"技能目标"；在设置临床医学课程时需要"确保学生获得足够的临床经验和能力"，"临床能力包括病史采集、体格检查、辅助检查、诊断与鉴别诊断、制订和执行诊疗计划、临床操作、临床思维、急诊处理、沟通技能等"；在学业成绩

---

① GARCIA DE LEONARDO C, RUIZ-MORAL R, CABALLERO F, et al. A Latin American, Portuguese and Spanish Consensus on a Core Communication Curriculum for Undergraduate Medical Education [J]. BMC Medical Education, 2016, 16 (01): 1-16.

评定上，要求"全面评价学生的知识、技能、行为、态度和分析与解决问题能力、获取知识能力及人际交流能力"。

2012年，教育部制定出台了《本科医学教育标准——中医学专业（暂行）》，该文件也多次规定了沟通交流。例如，在"思想道德与职业素质目标"上，要求"重视患者的个人信仰、人文背景与价值观念差异。尊重患者及家属，认识到良好的医疗实践取决于医生、患者及家属之间的相互理解和沟通"。在"临床能力目标"上，要求"具有与患者及其家属进行有效沟通的能力，具有与同事和其他卫生保健专业人员等交流沟通与团结协作的能力"。在课程设置上，规定"相关人文社会科学、自然科学教学课程，传统意义上是指哲学、中国传统文化、医学史、医学伦理学、医患沟通、心理学、社会医学、卫生法学、行为医学等，以及包含这些内容的整合课程"。

一些高校在开设医患沟通学课程时，其人才培养方案中也包含了相应目标。彭丽（2011）以2009年中国大学排行榜医学类前50名院校为检索对象，进行了调查分析。结果显示，一些高校已经将"沟通能力"列入人才培养目标。例如，上海交通大学医学院在八年制专业培养计划中规定了"良好的沟通、协调、表达和管理能力"；上海中医药大学培养计划规定了"与人交际和沟通能力"；吉林大学在三年制实验班和七年制专业培养计划中规定了"掌握医患沟通技巧"；南京医科大学培养计划规定了"具有良好的医患沟通能力及较强的敬业精神"；重庆医科大学培养计划规定了"具有一定的沟通能力"。[①]

笔者在南京医科大学《医患沟通学》（第2版）教学大纲中检索到分

---

① 彭丽. 医学生医患沟通课程教学模式研究［D］. 重庆：重庆医科大学，2011：28.

章节的教学目标。例如，第一章"导论"规定的教学目标是"全面理解医患沟通的内涵；理解医患沟通学的理念、宗旨、性质及任务；熟悉医患沟通学的研究对象与内容；领会医患沟通学与医学以及相关学科的关系；把握医患沟通学的学习方法"。第二章"人与医学"规定的教学目标是"理解人的含义、本质、人与社会发展规律；懂得什么是人的价值，理解自我价值的意义及价值观的统一；认识患者和医者的价值；懂得人的需要及其属性，理解医者和患者的需要；了解人性特征的含义，理解市场经济下医患人性的特征；领会市场经济下重建新医患关系的意义和途径"。

二、我国医患沟通教育目标设定的改进建议

通过上述调查可以发现，在医患沟通教育目标设定方面，我国相关机构已经在采取行动并取得了一定进展。从教育部文件到学校文件，再到具体的课程文件对此内容都有所涉及。当然，还应该看到，我国医患沟通教育始于 2003 年，虽然发展态势很好，但毕竟时间不长，在医患沟通教育目标体系建设、具体目标设定等方面尚存在一些不足，亟待从以下几个方面改进完善：

（一）适应人才培养需要建设教育目标体系

客观地看，我国虽然已经将教育目标列入相关文件，但这些文件只是明确了开展医患沟通教育的必要性，却并没有列出医患沟通教育的具体目标，更没有基于能力本位要求设定详细指标。所以，在这方面，我国需要更加重视医患沟通教育目标体系建设，在有关机构或者教学共同体推动下展开详细的目标设计。

1. 重视医患沟通教育目标体系建设

之所以需要重视医患沟通教育目标体系建设，主要基于两重考虑。一是有助于更好地满足社会需要。加拿大皇家内外科医师学院在医生能力框架 CanMEDS 中明确指出，致力于满足社会需求，所有教育标准、政策和工具都建立在这个目的之上。这些标准描述了优质医疗保健所需的能力，是努力满足社会和患者需求的方式之一，是持续改善的一部分：更好的标准，更好的医生，更好的护理。[①] 二是有助于在各医学院校间、专业间形成基本一致的目标体系。实践中，各类医学院校不仅在能力要求的类型或内容上存在很大差异，而且在何时、何地和如何教授沟通技能方面也存在很大差异。[②] 因此，我国也可以进一步加强医患沟通教育目标体系建设，主动开展相关前期准备工作。

2. 培育和发展医患沟通教学共同体

培育和发展医患沟通教学共同体是推动医患沟通教育目标设定的组织基础。例如，1999 年，美国《当代医学问题——医学中的沟通》报告是由美国医学院协会发布的；2008 年，《医疗专业核心沟通课程学习目标的欧洲共识》是由欧洲卫生保健交流协会组织发布的；2021 年，德国新版《基于能力的医学教育学习目标目录》是由德国医学教育协会和德国医学学院协会联合发布的。因此，为了加速推动我国医患沟通教育目标体系建设，可以建设我国的医患沟通教学指导委员会。这个委员会可以由教育部等相关机构牵头，也可以由医学院校医患沟通学教学组织自发构成。在建

---

① http://www.ub.edu/medicina_unitateducaciomedica/documentos/CanMeds.pdf
② GARCIA DE LEONARDO C, RUIZ-MORAL R, CABALLERO F, et al. A Latin American, Portuguese and Spanish Consensus on a Core Communication Curriculum for Undergraduate Medical Education [J]. BMC Medical Education, 2016, 16 (01): 1-16.

设时，应确保参与的广泛性，涵盖课程开发、教学、沟通技能评估和培训师培训，包括不同医学专业，如基础医学、临床医学、中医学、中西医临床医学、口腔医学、护理学、药学等。

3. 通过强化资格准入助推目标体系建设

将社会对医生职业的能力需求转化为资格准入要求，进而影响和规定医患沟通教育目标，是加速建设目标体系的重要条件。例如，2002 年澳大利亚医学理事会（Australian Medical Council，AMC）发布了《医学院校的评估和认证》标准，规定毕业生应具备以下技能：制订诊疗计划，以及调动患者合作的能力；与患者及其家属、医生、护士、其他医疗从业人员和社区进行清晰、周全、慎重交流的能力；严谨有效地提供咨询和向患者及家属提供确切的信息，使他们决定是否同意采取某项诊疗措施的能力。①这样的规定显然有助于推动医患沟通教育的发展，促使其进一步明确教育目标和内容。就我国而言，也可以从本科医学教育标准修订和医师资格考试改革两方面入手强化目标引导。一方面，本科医学教育标准在修订时突出强调"医患沟通能力"，明确将其定位为毕业生应当具备的临床核心能力，辨析沟通技能与病史采集的联系和区别；另一方面，以问题和需求为导向改进医师资格考试。基于能力本位制定准入标准，开展医师岗位医患沟通胜任力研究，制定以岗位胜任力为导向的医师准入标准，创新医师能力评价方案。同时，提高实践技能考核质量，开展标准化患者考核认定，基于循证医学原理不断地优化医患沟通能力考核方案。②

---

① 转引自中国医学教育质量保证体系研究课题组. 国际医学教育标准参考资料 [M]. 北京：北京大学医学出版社，2006：33.

② 国家卫生计生委 [EB/OL]. 中华人民共和国国家卫生健康委员会，2018-01-24. 医师资格考试委员会关于印发《医师资格考试发展规划（2018 — 2020 年）》的通知。

（二）基于能力本位要求设计教育目标体系

从前述南京医科大学医患沟通学教学大纲的分章节教学目标中可以发现，这一教学目标主要是课程的章节目标，而不是系统的教育目标；主要是传统的知识目标，如医患沟通学的理念、宗旨、性质、任务等，而不是基于能力本位要求设计的技能目标。未来，我国应该更加重视基于能力本位要求的教育目标体系建设，构建逐级递进、螺旋式发展的科学目标体系。

1. 形成基于能力本位要求设计目标的共识

基于能力本位而不是单纯的知识本位教育正成为医患沟通教育的主流。在这一转变过程中，一系列国际和国外的共识声明文件起到了巨大的推动作用。从国际层面看，主要包括 1991 年的《多伦多医患沟通共识声明》、1999 年的《医学教育中的沟通教学与评估：一项国际共识声明》、2001 年的《卡拉马祖共识宣言》、2008 年的《医疗专业核心沟通课程学习目标的欧洲共识》、2010 年的《德语国家医学教育中的沟通和社会能力：巴塞尔共识声明》、2016 年的《拉丁美洲、葡萄牙、西班牙关于医学本科生核心沟通课程的共识》等。从国外层面看，主要包括 2008 年的《英国关于本科医学教育交流课程内容的共识声明》、2018 年的《关于更新英国本科医学教育核心沟通课程的共识声明》等。对我国而言，也可以从与国际文件对接和出台本国共识文件两方面入手强化目标引导。一方面，组织翻译共识声明文件，系统介绍共识声明的产生背景、主要内容、基本原则、核心观点；逐步建立与声明组织的日常交流联系，并跟踪国际最新的研究动态、最佳实践教学方法、成功案例。另一方面，尝试基于能力导向提出中国版医患沟通教育共识声明。比如可以借鉴 2008 年的《医疗专业核心沟通课程学习目标的欧洲共识》、2016 年的《拉丁美洲、葡萄牙、西班牙关于医学本科生核心沟通课程的共识》等文件内容，结合本国国情适时推出我国医患沟通教育能力细分目标。

2. 基于结果导向设定目标体系框架

Frank J R 等（2010）指出，能力本位的医学教育源于 20 世纪 70 年代基于结果导向的教育（OBE）。与传统知识教育强调教学过程不同，这种教育形式强调学习结果，而不是达至这些结果的途径和过程。结果导向决定课程决策，而教学过程只是其附属。在这种情况下，基于能力的教育方法可以被看作具备开放性的教育。① 国外医患沟通教育目标的设定大多是按照结果导向展开的。例如，前述的加拿大皇家学院专科医生能力框架CanMEDS 就基于能力本位展开设计。其特点在于，先认定称职医生所需具备的 7 种角色能力，然后，再界定作为沟通者（communicator）应该具备的 5 类核心能力。未来，我国医患沟通教育目标的设定也可以借鉴。严格遵循结果导向，从最终的目标——为满足社会对医师执业能力要求出发进行规划②，识别毕业生所需的医患沟通能力，明确定义医患沟通能力及其组成部分，并界定医患沟通能力发展的关键点。③

3. 基于时间线索设定规划能力教育目标

如前所述，现有政策文件对能力目标的规定依循时间线索、关系线

---

① FRANK J R, SNELL L S, CATE O T, et al. Competency-based Medical Education: Theory to Practice [J]. Medical Teacher, 2010, 32 (08): 638-645.

② SHORTEN G D, DE ROBERTIS E, GOLDIK Z, et al. European Section/Board of Anaesthesiology/European Society of Anaesthesiology Consensus Statement on Competency-based Education and Training in Anaesthesiology [J]. European Journal of Anaesthesiology, 2020, 37 (06): 421-434.

③ FRANK J R, SNELL L S, CATE O T, et al. Competency-based Medical Education: Theory to Practice [J]. Medical Teacher, 2010, 32 (08): 638-645.

索、角色线索形成了 3 种主要类型。每种类型的划分都各有优劣。例如，依据角色类型划定的方法，其优点在于形象生动，贴近医生职业，并强化了结果导向；其缺点则在于，与现实的教育过程联系不紧密，与实际教育对象——学生面临的具体医患沟通情境联系不足。依据关系线索划定的方法，主要分为与患者的沟通、与患者家属的沟通、与其他人员的沟通等类型，其优点在于将能力发展置于现实关系当中，可以根据不同人际关系特征培养相应沟通能力；其缺点则在于，与学生分阶段、递进增强的能力目标要求脱节。依循时间线索划定的方法，适应了正规医学教育五年制或者更长时间周期的培养需要，有利于根据不同时期特点设计目标逐级递进、螺旋式发展的目标体系。由于这种分类方法与实际教学过程更加贴合，所以操作性相对较强。基于此，未来我国在规划医患沟通能力教育目标时也可以采用基于时间线索设定的方法，大体上分为基础阶段和临床阶段两个部分。每个部分又分学期设定核心目标、细化目标。既突出阶段技能培训的重点，又考虑能力培养螺旋式发展要求，形成环环相扣、难点递进的能力培养递进结构。当然，在这一过程中，也可以嵌套其他的设定方法。例如，在分阶段目标下，依据与患者的沟通、与患者家属的沟通、与其他人员的沟通等类型细分具体目标值，从而形成更为科学合理的目标体系。

（三）运用德尔菲方法获得共识设计目标体系

德尔菲方法（delphi）或称德尔菲调查起源于 1948 年，是一种系统性收集专家意见的方法。参加德尔菲会议的专家将接受单独和匿名的调查，调查将分为 3 轮或 4 轮。每轮结束后，将对结果进行征询、统计，然后向小组报告。当意见趋于一致或达到收益递减点时，德尔菲调查完成。① 国外有关医患沟通教育的共识声明大多是依据德尔菲方法获得，例如，2008年的《医疗专业核心沟通课程学习目标的欧洲共识》、2016年的《拉丁美洲、葡萄牙、西班牙关于医学本科生核心沟通课程的共识》等。未来，我国在开展相关工作时也可以运用德尔菲方法获得共识以设计目标体系。

1. 组建专家委员会、准备调查内容

一方面，组建专家委员会。专家委员会的成员一般由在医患沟通领域具有重要影响的临床、教学或科研人员组成，包括医生、临床教师和其他相关专业人员。在我国，可以从医学院校、中国自然辩证法研究会医学哲学专业委员会、《医学与哲学》专委会等机构中选取。另一方面，准备调查内容。主要包括3个部分，第一部分是收集有关共识声明的资料，了解共识声明的产生背景、主要内容、基本特征；第二部分是收集其他国家医患沟通教学的概念框架、课程建议、教学指南、培训计划和机构教育报告等文献；第三部分基于循证原理收集最新理论和实践应用，寻找最佳实践方案。

2. 运用德尔菲方法进行调查

第一轮德尔菲调查。由专家进行跨专业审查，以评估不同目标跨专业的重要性和适用性。那些被认为不重要的目标（接受率低于60%），将会被删除。含糊不清的方面被重新措辞，还可以增加一些新的目标内容。

第二轮德尔菲调查。专家将被邀请对第二稿中确定的目标进行排名，排名从1到5（1—最重要；2—非常重要；3—重要；4—不重要；5—相当

---

① FINK A, KOSECOFF J, CHASSIN M, et al. Consensus Methods: Characteristics and Guidelines for Use [J]. American Journal of Public Health, 1984, 74 (09): 979-983.

不重要)。据此,排除排名靠后的目标,然后将目标归类到几个核心能力项下。

第三轮德尔菲调查。其他专家将被要求对目标的重要性进行5分制排名(1—最重要;2—非常重要;3—重要;4—不重要;5—相当不重要)。专家们还被要求对课程整体情况以及该课程在其专业领域内的可用性进行评论。此外,专家还将介绍在其专业领域内教授、评估或者开发医患沟通课程的经验。[①]

3. 进行定量和定性分析

定量分析可以通过导入数据模型进行,将呈现沟通目标与医学教育之间的关联程度,体现出专家对这些目标的认同度。定性分析则要求专家对目标体系整体进行评论,这些评论有助于解释参与者的评分标准。[②]

总之,通过组建专家委员会、准备调查内容,运用德尔菲方法进行调查、进行定量和定性分析等步骤有助于推动形成关于能力目标的专家共识,从而推动我国医患沟通共识文件的出台,并构建起我国的医患沟通教育目标体系。

① BACHMANN C, ABRAMOVITCH H, BARBU C G, et al. A European Consensus on Learning Objectives for a Core Communication Curriculum in Health Care Professions [J]. Patient Education and Counseling, 2013, 93 (01): 18-26.

② BACHMANN C, ABRAMOVITCH H, BARBU C G, et al. A European Consensus on Learning Objectives for a Core Communication Curriculum in Health Care Professions [J]. Patient Education and Counseling, 2013, 93 (01): 18-26.

第五章　医患沟通教育的课程设置

课程设置是教学计划的重要组成部分，体现了学校开设的教学科目及授课的先后顺序，反映了学科本身的体系、各门课程之间的衔接性和相互联系。就学校教育而言，科学设置医患沟通课程并对其进行合理规划是帮助学生提升医患沟通能力的主要手段。从我国情况看，在展开医患沟通教育课程设置时，需要考虑若干问题：医患沟通课程究竟是基于胜任能力的课程还是基于学科知识的课程，是阶段性集中授课型课程还是螺旋式纵向发展课程，是囿于学科领域的独立课程还是跨学科或专业整合的综合型课程等。本章将围绕上述问题展开，在阐释我国医患沟通课程设置现状、问题基础上，提出改进医患沟通课程设置的具体建议。

第一节　国外医患沟通教育的课程设置情况

在摆脱了传统"学徒式""经验式"的教育模式以后，从 20 世纪 90 年代开始，正式的学校医患沟通教育逐渐兴起，并发展成为西方医学教育的核心组成部分。在这一过程中，美国、英国、德国、西班牙等国家的教育管理机构通过政策引导强化了社会认识。医学院校则主动适应社会需要，以多种形式开设医患沟通课程，并在医学教育理念革新的同时稳步推进相关课程的改革，有力地促进了国外医患沟通教育的发展。本部分将以美国、英国、德国、西班牙等国家为样本对医患沟通课程设置情况进行研究分析。

一、美国

（一）美国医患沟通课程设置概况

根据 Ferreira-P G 等（2015）的研究，20 世纪 70 年代是医患沟通教育的艰难起步期，80 年代是开启期，90 年代则是确立期，此时，"医患沟通技巧变得可以而且应该被教授"[1]。应当说，这一进程大体上与美国医患沟通教育的发展轨迹相吻合。20 世纪 70 年代，美国开始出现通过闭路电视技术开展临床访谈培训的情况。20 世纪 80 年代，有机构报告中已经提到，应该教导医学生与患者进行清晰、敏感和有效的沟通，同时零星的几所美国医学院开始开设沟通技巧课程。到 20 世纪 90 年代，美国医学院协会（Association of American Medical Colleges，AAMC）明确要求，"所有医学院必须正式评估学生的医患交流质量"；美国毕业生医学教育成果认证委员会将"人际交往和沟通能力"列入医学生毕业要求。这些举措具有

---

① FERREIRA-PADILLA G, FERRÁNDEZ-ANTÓN T, BALERIOLA-JÚLVEZ J, et al. Communication Skills in Medicine：Where Do We Come From and Where Are We Going？[J]．Croatian Medical Journal, 2015, 56（03）：311.

"哥白尼式"意义，使得医患沟通教育在全美迅速普及。①

对于美国医学院校医患沟通课程的设置，学界调查研究得并不多。较早的文献是 Novack D H 等在 1993 年发表的 *Medical Interviewing and Interpersonal Skills Teaching in US Medical Schools: Progress, Problems, and Promise*。该文提到，在 130 份调查问卷中，有 114 位院长（占 88%）和 92 位教务主任（占 71%）予以了回复。受访者们指出，到 1993 年，几乎所有美国医学院校都已经开始教授医学面试和人际交往技能方面的知识。大多数课程的特点是观察和反馈学生与患者的谈话，并使用包括模拟患者和角色扮演等有效教学方法。这些课程平均持续了 1.6 个学期。70% 的课程每周授课 2~4 小时。35% 的课程在第 1 学年开设，43% 的课程在第 2 学年开设，22% 的课程跨越第 1 学年和第 2 学年。平均而言，33% 的课程授课形式是讲座，51% 的课程授课形式是小组体验。72% 的课程使用了指定教材。此外，84% 的医学院校有计划地让医学生在临床前阶段对患者进行访谈，65% 的医学院校让医学生观察社区医生的情况。② Kalet A 等（2004）指出，美国医学院校开设医患沟通课程存在的问题是，一般只在第 1 学年或第 2 学年教授沟通技巧。1978 年，35% 的学校有正式的临床前沟通技巧课程。到 1993 年，这一比例增加到 65%。这种临床前课程只提供了有限的

---

① FERREIRA-PADILLA G, FERRÁNDEZ-ANTÓN T, BALERIOLA-JÚLVEZ J, et al. Communication Skills in Medicine: Where Do We Come From and Where Are We Going? [J]. Croatian Medical Journal, 2015, 56 (03): 311.

② NOVACK D H, VOLK G, DROSSMAN D A, et al. Medical Interviewing and Interpersonal Skills Teaching in US Medical Schools: Progress, Problems, and Promise [J]. Jama, 1993, 269 (16): 2101-2105.

强化训练，之后学生就可能面临沟通技巧下降的情况。[1]

除了学界调研，有关机构如美国医学院协会也对医患沟通课程开设情况进行了信息收集。1999 年，美国医学院协会发布的《当代医学问题——医学中的沟通》报告提到，沟通教育正从学徒模式过渡到更正式的学校教学；从作为"床边礼仪"或者"病史采集"的概念转化为基本临床技能概念。"沟通技巧的理论和实践需要被系统关注。医学课程应包括沟通知识，沟通技巧应被教授和评估。应尽一切努力培养和加强医学生以患者为中心的人文精神。"[2] 基于此，报告对北美包括美国、加拿大、波多黎各的医学院校医患沟通课程进行了统计。数据显示，到 1999 年，144 所医学院校中的 115 所（占 79.9%）就沟通技能的教学时间和评估问题做出了回应。这 115 所学校只有 5 所回应说，他们除了历史课之外不教沟通；另外有 3 所学校回应说，他们不评估沟通技能。从时间分布看，有超过 80 所医学院校在一年级时教授沟通技能；有超过 70 所医学院校在二年级时教授沟通技能；有超过 50 所医学院校在三年级时教授沟通技能；有超过 20 所医学院校在四年级时教授沟通技能。[3] （因为有些学校的医患沟通课程设置是跨年级的，所以此统计数据会有重叠）

此后，美国医学院协会没有再发布相关报告，但从其网站上可以查到一些有关 Communication Skills 课程的数据。据统计，在 2015—2016 年，总

① KALET A, PUGNAIRE M P, COLE-KELLY K, et al. Teaching Communication in Clinical Clerkships: Models From the Macy Initiative in Health Communications [J]. Academic Medicine, 2004, 79 (06): 511-520.
② MAKOUL G. Report III: Contemporary Issues in Medicine: Communication in Medicine [R/OL]. Association of American Medical Colleges, 2022-05-18.
③ MAKOUL G. Report III: Contemporary Issues in Medicine: Communication in Medicine [R/OL]. Association of American Medical Colleges, 2022-05-18.

计参与调查的医学院校的数量为 142 所，将 Communication Skills 课程纳入教学课程的医学院校数量为 141 所，其中，6 所在临床实习前开设，135 所在临床实习前和临床实习阶段均有开设。在 2016—2017 年，总计参与调查的医学院校的数量为 145 所，将 Communication Skills 课程纳入教学课程的医学院校数量为 143 所，其中，8 所在临床实习前开设，135 所在临床实习前和临床实习阶段均有开设。在 2017—2018 年，总计参与调查的医学院校的数量为 147 所，将 Communication Skills 课程纳入教学课程的医学院校数量为 147 所，其中，5 所在临床实习前开设，141 所在临床实习前和临床实习阶段均有开设。① 由此可见，医患沟通课程在美国医学院校中获得了全面推广。

（二）部分医学院校医患沟通课程设置情况

从现状看，虽然几乎全美所有医学院校都开设了医患沟通课程，但这些课程的名称并不一致，也不再完全按照医学学科进行归类，而是以一种创新型综合课程的形式出现。例如，哈佛大学医学院"患者—医生"课程，约翰·霍普金斯大学医学院"从基因到社会"课程，哥伦比亚医学院"叙事医学"课程等。下面对哈佛大学医学院"患者—医生"课程进行简要介绍。

Rider E A 等（2006）分析指出，一些研究表明，在医学院学习的 4 年里，学生的沟通能力可能会随着时间的推移而下降，为此，哈佛大学医学院对医患沟通课程进行了改进，引入一个统一框架来教授和评估沟通技能，它们包括：第 1 学年的患者—医生 I 临床评估、第 2 学年的患者—医

---

① https：//www. aamc. org/data－reports/curriculum－reports/interactive－data/curriculum－topics-required-and-elective-courses-medical-school-programs

生Ⅱ课程、第3学年的患者—医生Ⅲ临床评估、第4学年的综合临床实践考核和核心医学实习课程。① 该课程体系分年度看具体如下。②

第1学年开设患者—医生Ⅰ课程。该课程的目标在于探索医患关系以及了解影响这种关系的背景力量，学习面试技巧，收集准确的数据并理解患者的观点。在9个月的时间里，学生每周有一个下午与教师和小组同伴展开密切合作，了解与患者面谈的知识以及疾病对患者的影响。教师会在小组辅导和临床环境中与真实的住院患者一起教授面谈内容和技能。同时，学生还将学习如何规范地进行病历书写和开展口头报告。

第2学年开设患者—医生Ⅱ课程。学生被分配到临床基地，并利用基地的实践资源来实现课程目标。学生将会集中学习身体检查，并继续学习面谈、人际交往和沟通技巧。

第3学年开设患者—医生Ⅲ课程。在临床实习的同时，三年级学生将在6个月内参加每周一次的患者—医生Ⅲ课程。该课程包括一个以提供坏消息为内容的临床评估。学生们阅读一个患有转移性乳腺癌或前列腺癌的患者病历后，需要向教师考官介绍该病例。汇报开始时，学生要讨论与患者沟通的方法。然后，学生将与一位标准患者见面，告诉患者癌症已经转移的坏消息。教师将会观察和评估学生的表现。此外，学生还将进行为期12周的核心医学实习。在实习结束时，所有的学生都将完成与一位标准患者的访谈，教师会给予评估和反馈，学生也将使用哈佛大学的沟通技能工具进行自我评估。

---

① RIDER E A, HINRICHS M M, LOWN B A. A Model for Communication Skills Assessment Across the Undergraduate Curriculum [J]. Medical Teacher, 2006, 28 (05): 127-134.

② RIDER E A, HINRICHS M M, LOWN B A. A Model for Communication Skills Assessment Across the Undergraduate Curriculum [J]. Medical Teacher, 2006, 28 (05): 127-134.

第 4 学年进行综合临床实践考核。学生将在 9 个临床技能站接受评估。这些站点大多是基于跨学科展开的设计。例如，一个临床技能站点可能整合了医学和神经学的技能；另一个站点的内容则来自外科、妇产科。教师评估学生在面试内容、身体诊断、鉴别诊断和管理方面的技能，并提供沟通技能的反馈。

二、英国

(一) 英国医患沟通课程设置概况

英国医患沟通课程的建设也经历了一个发展的过程。Brown J (2008) 分析指出，20 年前，对医患沟通核心知识和技能的学习在本科阶段还鲜为人知，在研究生阶段也只是被当作"高兴知道的事情"(nice to know) 而不是"需要知道的事情"(need to know)。当时，医学教育主要集中在事实和科学知识上，技能学习则是在临床环境中采用学徒模式或者通过观察模仿来实现。① 这一情况在 20 世纪 90 年代被改变。1993 年英国医学总会发布的《明日医生：对本科医学教育的建议》报告、1997 年全国高等教育调查委员会发布的《学习型社会的高等教育》报告，都要求加强医患沟通技能和其他医学实践技能教育。之后，医患沟通课程在全英医学院校中获得普及。在这一过程中，英国本科医学教育沟通教学委员会 (UK Council of Communication Teaching in Undergraduate Medical Education) 成立，并推动发布了 2008 版《英国关于本科医学教育交流课程内容的共识

① BROWN J. How Clinical Communication has Become a Core Part of Medical Education in the UK [J]. Medical Education, 2008, 42 (03): 271-278.

声明》和2018版《关于更新英国本科医学教育核心沟通课程的共识声明》，逐渐使临床交流技能教学成为英国医学教育的核心组成部分。①

对于英国医学院校医患沟通课程的设置，学者 Hargie O 等在1998年和2010年进行了连续的跟踪调查。1998年研究反映了以下四方面的情况：②

第一，接受调研的19所学校都报告说，他们目前在5年的本科课程中有1年以上的时间提供沟通技能培训。其中，15所学校（占79%）在本科阶段的第3学年提供培训，13所学校（占68%）在第2学年和第4学年开设了课程。在第1学年和第5学年开设课程的学校比例则相对较低，分别为10所学校（占53%）、11所学校（占58%）。

第二，对于医患沟通技能培训占总课程的百分比，人们的主观判断并不一致。最低的认为占整个本科课程的5%，最高的认为占整个本科课程的25%。

第三，对课程内容的研究表明，13所学校将理论知识作为课程的基础，15所学校将理论和实践内容都纳入了课程。各学校理论课每次的平均课时在40分钟到两小时之间，而实践课时间在1~3小时之间。根据学校的情况，学生在整个课程期间可能会开展3~16次研讨，所涉及的理论知识包括"态度""社会交往""群体行为和群体动力学""心理学""沟通的认知""医疗道德"等；所涉及的技能主题包括告知坏消息、信息提供、收集、咨询、面试、谈判等。

---

① BROWN J. How Clinical Communication has Become a Core Part of Medical Education in the UK [J]. Medical Education, 2008, 42 (03)：271-278.

② HARGIE O, DICKSON D, BOOHAN M, et al. A Survey of Communication Skills Training in UK Schools of Medicine：Present Practices and Prospective Proposals [J]. Medical Education, 1998, 32 (01)：25-34.

第四，在未来课程规划方面，有 8 所学校（占 42%）表示，学生将在本科课程的 5 年中接受医患沟通技能培训。其余的学校则表示，由于没有长期性规划，不能对这一问题做出回答。在调查时，有 6 所学校表示，他们还没有决定在 5 年本科阶段每年用于医患沟通培训的课程时间量。其他答复者表示，在本科课程的不同阶段，时间安排将是 15~20 个小时不等。9 所学校表示，所有部门都将参与技能培训的实施。6 所学校表示全科部门将是中心，其他专业包括精神病学、儿科、妇产科、外科、肿瘤学、遗传学和行为科学等也将参与。

Hargie O 等在 2010 年又发布了一份调查报告，将其与 1998 年的调查进行了比较，主要情况如下①：

第一，当受访者被问及是否有关于沟通技能培训课程的政策时，13 所医学院校（占 68%）的回答是肯定的。此外，86% 的受访者表示，他们有专门的工作人员，通常是心理学家负责协调整个课程。

第二，在回答关于学生在哪一年接受培训的问题时，大多数人表示在最初阶段提供培训，其中 19 所医学院校在第 1 学年和第 2 学年都提供。这一趋势与 1998 年的调查结果不同，当时课程设置主要发生在三年级，在一年级开设的情况并不多见。

第三，对于每年的学时、用于培训的课程时间比值以及所采用的教学方法，答复显示出较大差异。统计显示，每年的学时数从 1~23 课时不等。同样，每年的教学/讲座和实践课的数量也在 0~12 课时之间，但结果显示，实践课更受这些医学院校青睐。同时，每年用于培训的课程时间占比估计在 0.15% 到 5.5% 之间。然而，一些受访者表示难以回答这个问题，

---

① HARGIE O, BOOHAN M, MCCOY M, et al. Current Trends in Communication Skills Training in UK Schools of Medicine [J]. Medical Teacher, 2010, 32 (05): 385-391.

因为医患沟通技能培训与医学教育的其他方面，特别是临床技能学习紧密结合。

第四，各部门和专业都设置了医患沟通技能培训。最常见的是全科医学专业（占76%），紧随其后的是精神病学（占71%），其他经常提供的部门包括妇产科、医学教育、儿科等。

第五，当被要求描述所提供的培训是正式的还是分散的时候，有47%的受访者选择了前者，16%选择了后者。超过1/3的学校将培训描述为同时包含正式的和分散的两种类型。在回答学校其他教育部分是否也提供培训的问题时，有12个答复者表示是这样的，最常见的将其列入行为科学模块。

第六，虽然有17所学校（占89%）报告说，沟通培训将作为一个综合课程展开，但几乎所有学校都声称自己有专门的用于教授沟通技巧的课程。课程内容涉及主题广泛多样，包括在各种情况下实际应用的语言和非语言沟通方式，如病史采集、处理困难、处理愤怒或辱骂的患者、处理文化多样性、确保合规性、告知坏消息、处理死亡、与残疾患者沟通、与幼儿互动以及满足老年患者的需求等。

除了学者的调查研究，英国本科医学教育沟通教学委员会在2014年也进行了一次关于医患沟通教育评估的调查。其中，有部分涉及医患沟通课程设置的信息。调查于2009年5—12月进行，33所英国医学院校中有27所回复了问卷，回复率为82%。结果显示，这27所医学院校提供了34门独立的医患沟通课程，包括8门研究生课程（约占24%）；从课程持续时间看，有4门课程持续时间长达6年，18门课程持续时间为5年，9门课程持续时间为4年，1门课程持续时间为3年，1门课程持续时间为两年，1门课程标注时间为其他。从课程类型看，16门课程类型为综合课程，6门课程类型为传统型课程，9门课程为PBL（问题导向型）课程，3门课程标注类型为其他。①

（二）部分医学院校医患沟通课程设置情况

在英国，虽然在政策层面通过共识声明达成了一些一致，但正如Hargie O（2006）所指出的，"医患沟通技能培训并不是一个单一现象，它受到技能种类、培训时间、示范性质和使用、实践课程类型、参与受训者人数、总培训时间等复杂因素影响。因此，不可能为所有学校规定一个标准的医患沟通培训方案"。②基于此，医患沟通课程在英国各医学院校开设的情况可能并不一致，为此，本书选取了有代表性的4所学校进行分析。

1. 剑桥大学③

剑桥大学的医学课程体系分为临床前阶段（第1~3学年）和临床阶段（第4~6学年）两部分，其目标在于培养学生成为医学界富有同情心、深思熟虑、技术娴熟的成员和领导者。

（1）临床前阶段（第1~3学年）

在临床前阶段，学生通过学习应该具备以下9个方面：①对生物医学的基本原理和过程有了解和认识；②了解常见的疾病形式以及生物医学科学的贡献；③开始发展观察和演绎技能，将分子和细胞事件与疾病的结果联系起来；④获得基本的实验室操作技能，并开始发展分析和解释实验数据的技能；⑤掌握搜索和检索信息的基本能力；⑥开始发展口头和书面交

---

① LAIDLAW A, SALISBURY H, DOHERTY E M, et al. National Survey of Clinical Communication Assessment in Medical Education in the United Kingdom（UK）[J]. BMC Medical Education, 2014, 14（01）：1-7.

② HARGIE O. Training in Communication Skills：Research, Theory and Practice [M]. The Handbook of Communication Skills. Routledge, 2006：563-576.

③ https：//www. cam. ac. uk

流的技能以及通过好奇心学习的技能；⑦开始发展倾听和与患者打交道的技能；⑧意识到医学专业成员应有的能力、护理、行为和责任标准；⑨有能力进入临床培训。其课程体系见表5-1。

表5-1 剑桥大学医学课程体系（临床前阶段）

序号	年份	课程
1	第1学年	身体的功能结构（通过解剖学习临床应用解剖学）、组织学（细胞和组织的微观结构，强调结构和功能之间的相关性）、体内平衡（支持身体调节的生理系统）、循证实践基础（医学科学中的流行病学和统计学概论）、医学科学中的分子（生物化学和医学遗传学原理）；为患者做准备（访问手术室、医院、社区等机构，并与孕妇及其家人会面）、健康和疾病的社会伦理背景（医疗保健的文化方面）
2	第2学年	疾病生物学（疾病各方面，包括疾病的原因和影响因素以及生物体对疾病的反应）、头颈部解剖学（了解人体头部颈部的组织结构，重点关注结构与功能的关系）、人类繁殖（理解繁殖的科学基础）、药物作用机制（药物—受体的相互作用和药物作用基本机制）、神经生物学和人类行为（中枢神经系统的结构和功能，神经生物学的基本原理和常见神经行为问题）；为患者做准备（访问手术室、医院、社区等机构，并与孕妇及其家人会面）
3	第3学年	生物和生物医学科学、生物化学、遗传学、病理学、药理学、生理学、发育与神经科学、植物科学、心理学（包括认知神经科学）、心理学、神经科学和行为学、动物学、科学史和科学哲学、考古学和人类学、管理学、哲学、地理学；为患者做准备

资料来源：剑桥大学官网①

　　其中与医患沟通教育关系最为密切的是"为患者做准备"（preparing for patients）课程。

　　"为患者做准备"课程分为4个部分，在第1~3学年中都会开设。该课程旨在让学生有机会将核心科学课程与真正的患者健康问题联系起来，

---

① https：//www. biology. cam. ac. uk/undergrads/MedST/Current/Course

并通过培养与患者互动所需的沟通技巧，为临床学习做好准备。

该课程的第一部分是学生参观全科医生的手术室。在课程结束时，学生应该能够：①进行一次简单的医学访谈，与患者讨论他们的健康问题、他们的经历以及他们对医疗服务的期望。②理解知情同意和保密原则，以及对尊重和保密的理解。③从患者和自身角度出发，找出影响他们访谈成功的因素。④总结与不同患者的接触经验，找出访谈中的挑战和潜在解决方案。

该课程的第二部分是参观医院。在课程结束时，学生应该能够：①进行更复杂的医学访谈，与患者讨论他们入院的原因、他们的症状、他们对健康问题的体验以及他们对医疗服务的期望。②了解患者在医院的感受和体验，并确定有助于改善患者体验的良好做法。③从患者的角度以及从自身的角度，确定影响访谈和信息收集的因素。④用与医学相关的科学知识解释患者疾病。

该课程的第三部分是非临床社区体验。在课程结束时，学生应该能够：①描述所访问的社区机构、团体、组织，为患者提供服务。②评估这些服务的优势和劣势，以及探讨如何与初级和二级卫生保健团队的工作衔接。③界定医务人员服务对用户价值的证据。④了解客户在获得这些服务方面的难易程度。⑤反思这些机构、团体、组织或网络影响保健服务的因素。

该课程的第四部分是持续护理。在课程结束时，学生应该能够：①在一段时间内与患者建立沟通关系，发展出比一次会面所能达到的更深入的了解。②进行一系列广泛的医学访谈，与一位妇女讨论她的怀孕、她的经验和她对产科护理的期望。③探讨与怀孕有关的专业人员的不同角色。④考虑家庭作为一个整体如何受到怀孕的影响。

（2）临床阶段（第4~6学年）

这一阶段学习时间为3个学年，从第4学年的9月开始，到第6学年的6月结束。每一学年都有自己的重点，例如，第4学年为核心临床实践、第5学年为专业临床实践、第6学年为应用临床实践。其中，核心临床实践是临床核心课程的支柱，也是整个课程中临床辅导的基础。

第4学年是核心临床实践。通过将课程主题与临床实践结合来实现，让学生在临床环境中自主体验，探索道德困境，分析自身态度和价值观，重新审视患者身份来看待自身的职业发展。

①为期两周的入门课程。这些课程将为所需的核心技能奠定基础——临床沟通技巧、临床检查技能、实用程序技能/复苏、专业精神和姑息治疗。

②2×4周核心临床方法。学生将分别在7个实习医院和阿登布鲁克斯医院进行为期8周的实习。在此期间，学生将被安排到临床团队中，发展他们的基本临床方法技能，包括病史采集、临床检查和基本诊断推理等。

③4×6周实习。在核心临床方法实习结束后，学生将进入临床实习。在实习期间，学生将再次被安排到一个临床团队中，参与日常的临床工作，并与他们的团队一起承担轮班工作（包括夜间工作）。学生将获得普通医学（包括老年人护理）、急诊护理、选择性手术等方面的经验。

④1×4周复习与整合。临床和诊断推理教学构成了这一阶段的重点。临床病理报告、药理学/实用处方、改善健康、姑息治疗和专业技能、医学伦理和法律等主题也会在此期间学习。同时，还有3门课程，"医学前沿"展示了由临床学院成员和合作研究机构在剑桥展开的优秀转化和临床研究。围绕"医学人文"这一主题，有一系列的客座讲座，邀请了来自各地的演讲者。"患者的声音"将安排专家、患者与学生见面，并讨论他们

对医疗服务和疾病的体验。此外，全年将有一系列的研讨会和辅导，包括临床药理学、放射学、临床沟通技巧、专业精神和姑息治疗等。

第5学年是专业临床实践。这一阶段，将加强学生的临床评估、诊断和专业技能，为学生提供基于人类生命阶段的患者护理体验，使学生能够在临床环境中寻求临床和研究兴趣。

①4×8周实习。主要内容为孕产妇和儿童健康、神经科学和精神健康、专科医学（包括心脏病学和传染病）、专科手术（包括肿瘤学）。

②医院实习。这些实习将在妇幼保健、神经科学和精神健康领域展开。学生将在这些实习期间再次被安排到临床团队中，参与日常的临床工作，与团队成员一起承担轮班工作（包括夜间工作）。

③4×2周初级和社区护理。将探索在社区中与疾病共存的现实，包括与社区照顾者和组织者见面。

④学生选择的实习。4个轮科中，有两个可以由学生选择，学生将有机会探索一些专科和三级临床护理实践。

⑤第5~10周复习与整合。临床病理课程是这一阶段的核心，同时还有相关的主题，包括专业技能、改善健康、处方/药理学和姑息治疗。此外，"医学前沿""医学人文""患者的声音"课程将继续进行。

第6学年是应用临床实践。最后一学年的重点是使学生掌握知识、技能和态度，使他们能够独立实践。内科、外科和急诊科的实习使学生能够积累经验和信心，并在直接照顾患者方面发挥真正的作用。

①选修课。学生可选择的部分将占7周时间。在此期间，学生可以在国内或国外学习，选择自己感兴趣的临床或研究领域。

②临床实习。学生将在高级外科、内科、急诊（急性）护理/围手术期护理和全科中轮流进行4次为期6周的实习。学生将专注于"为实践做

准备"。他们将获得关键的临床技能，包括抽血、插管、导尿等，并有望在监督下在照顾病患方面发挥直接作用。学生将参与到团队中，承担相应的角色和责任；他们可能被安排在晚上和周末工作。在每家医院，临床督导员将指导学生解决问题，并引导学生去探访患者。

③6周全科实习。学生以小组为单位到课程早期没有去过的诊所工作。他们将在全科医生的指导下独立看病，做出支持性的临床决定并跟踪患者情况。他们将被介绍给一个患有晚期疾病的患者，以获得在社区进行姑息治疗和临终关怀的经验。在可能的情况下，他们将在日常护理工作中发挥不可或缺的作用，负责记录和监测确定的患者，包括在查房时介绍患者，进行实际操作，护送患者到调查或治疗单位，参加出院计划会议和其他与直接照顾患者有关的活动。他们使用学生的处方单开药，这些处方单由临床团队检查，并构成他们学习组合的一部分。在这些实习中，学生还将建立他们的亚专业技能，包括皮肤科、耳鼻喉科、老年医学、眼科、姑息治疗和放射科。

④6周急性护理。学生将学习评估和管理所有专科的严重、急性和有生命危险的患者的实际情况，以确保他们在获得医师资格之前在这个领域具备能力和信心。这个实习的时间将在急诊科、重症监护室等之间分配。

⑤审查和整合周。复习和整合计划将继续进行，6年级的重点是临床管理和专业精神的各个方面，"医学前沿""患者之声"和"医学人文"课程将继续进行。

⑥实用处方。在课程结束时，学生应该能够正确使用英国国家处方集来支持药物处方的决定；熟悉和应用一般处方建议和当前有关受控药物处方的立法；记录和报告药物的不良反应；进行一系列的药物剂量计算，并使用良好处方指南来识别和解决不当的处方做法。

⑦6周学徒阶段。学生在指定的顾问指导下半独立工作，在住院环境中提供直接的患者护理。这将是一个独特的机会，让学生进一步了解成为一名基础医生的真正含义，练习关键技能，体验夜班工作，并磨炼成为一名成功的初级医生所需的"技巧"。与此同时，学生们还将在安宁疗护院度过一天，参加一些精神病学研讨会，并继续加强他们的沟通技巧和职业精神的学习。

2. 帝国理工大学①

英国帝国理工大学医学院是欧洲最大的医学院之一。近年来，该校为了适应医学教育改革的需要，对本科医学课程（MBBS）进行了审查，推出了新的课程体系。新课程的优势在于：能够为学生创造更多的临床技能培训；基于案例的学习方法，从而促进科学知识与临床护理的结合、转化；规定了一个终身学习的递进结构，每个模块都建立在前一个模块的基础上，增加了深度和复杂性；构建了一个评估战略，使学生能够在整个学习过程中建立自己的知识体系；扩大了第1阶段的早期临床接触，并在第2阶段重点关注技能应用；制订了一个加强版的辅导计划，并在第3阶段提供了反思性学习机会。

具体来看，本科医学教育课程呈螺旋式分布，分3个阶段进行：

（1）第1阶段（第1~3学年）

第1a阶段教学模块包括医学原理、生物调节系统（1）、临床科学综合案例（1），患者、社区和医疗保健（1），生活方式医学和预防（1）等课程；第1b阶段教学模块包括生物调节系统（2）、临床科学综合案例（2），患者、社区和医疗保健（2），生活方式医学和预防（2）、临床研究与创新等课程；第

---

① https：//www.imperial.ac.uk

1c阶段教学模块包括临床科学综合案例（3），患者、社区和医疗保健（3），第1阶段医学、外科、社区医学实习，综合临床技能和书面评估等。其中，"患者、社区和医疗保健"（patients, communities and healthcare）课程模块将贯穿第1~2学年，其目的是从生物、心理、社会等各方面探讨疾病对患者的综合影响。课程之初将举行多个讲座，让学生了解相关概念，让患者分享健康/疾病经验，学习英国国家卫生系统结构。然后，学生将被分配到全科医生诊所，探访患者、对患者进行调查；了解他们对医疗服务的满意度或者对健康的看法；对患者进行咨询；在小组辅导中讨论和反思他们的经验，并通过一系列基于工作场所的评估方法进行评估。

在这一阶段的第1学年，临床交流的重点在于，通过全面的交流技能训练和模拟患者接触，确立以患者为中心的医学基础。在第2学年，学生需要将他们所学到的医患互动技能与医疗实践具体要求相结合，例如了解患者的病史。在第3学年，教学的重点在于，提供有关程序信息、向患者解释风险信息、处理具有攻击性和暴力倾向的患者、向患者和他们的亲属传达困难消息、手术沟通以及与其他医护人员沟通等。

（2）第2阶段（第4学年）

这一阶段包括麻醉和重症监护、生物医学工程、癌症、心血管科学、内分泌学、胃肠病学和肝脏病学、全球健康、分子和转化血液学、人文、哲学和法律、免疫与感染、管理学、神经科学和心理健康、药理学、远程医学、生殖与发育科学、外科设计、技术和创新等选修模块。

（3）第3阶段（第5~6学年）

在这一阶段，学生将进行临床实习，旨在整合临床知识，为作为基础医生的实践做准备。第3a阶段教学模块包括儿童健康、妇女健康、精神病学、老龄化患者、外科和癌症、全科医生和初级保健、专业选择模块

（1）、临床推理等课程；第 3b 阶段教学模块包括急性护理、全科学生助教、专业选择模块（2）、学生见习、选修课等。这一阶段临床交流的重点在于与临床实践相结合，在临床医生的指导下完成与临床情景有关的高级技能。

3. 利物浦大学①

利物浦大学医学院的本科课程为 5 年。前两年学习的目的是让学生了解医学核心知识、技能，逐步适应在临床环境中学习和开展自己的职业生涯。第 1~2 学年的学习重点是医学科学，利物浦大学将采用综合系统的方法进行教学，每个系统模块包括生理学、生物化学、病理学、微生物学、免疫学、药理学和解剖学、遗传学以及细胞和分子生物学。教学主要通过讲座、实践、小组课程以及临床技能课程来进行。在第 3 学年，学生将在临床实习中度过多个 4 周时间。每个阶段前都有一个"学术周"。这一周包括大约 1.5 天的讲座，然后是具体的轮换教学，例如实习前的课程、社区临床教学（初级保健）、临床技能准备、模拟课程以及学生主导的研究和奖学金项目。到了第 4 学年，学生将开展神经病学、儿科和妇产科等专业实习。在这一年末尾，学生将有为期 4 周的选修课，可以选择到国外学习。课程第 5 学年学生将在医院和社区获得密集的临床经验，为学生成功过渡为一名医生做准备。在这一年里，学生将经历急诊、外科、全科医生和精神病学的实习，并有为期 5 周的研究项目，选择自己喜欢的专业实习。

利物浦大学医学院还组建了专门的临床实践交流教学（communication for clinical practice，CCP）团队，希望通过团队教学帮助学生培养良好的

① https：//www. liverpool. ac. uk

沟通技巧，以利于他们处理整个职业生涯中的复杂情况。

这一领域的教学横跨了 5 个年级，每一年级呈现的重点也不同。一年级的临床实践交流教学由 4 个小组课程组成，由教学团队导师主持，主要教授基本咨询技巧和采集患者信息。通过教学，培养学生细心、好奇心、对患者和环境的适应性、专业精神、尊重、同理心和同情心等人本主义精神。

二年级的临床实践交流教学包括一组全体会议和 6 个小组会议，重点学习坚持以人为本原则下的病史采集。在这一阶段，学生开始向患者询问病史，同时继续练习与模拟患者的沟通。教师将介绍与临床环境直接相关的沟通主题，并帮助学生将一年级所学的核心知识融入临床病史收集中。

三年级的重点是继续发展学生的病史采集能力，探索解释复杂信息和支持患者接受困难信息达成决定的技能。在这一年，学生们大部分时间都在医院和全科医生诊所实习，使他们有机会发展他们的病史采集技能，并使他们适应一系列的临床专科。来自不同医学背景的老师将主持相关环节，让学生有机会在越来越复杂的模拟场景中与训练有素的角色扮演者进行沟通练习。同时，还将召开小组研讨会，引入包括沟通复杂和困难的信息，支持共同决策，谈论风险和不确定性以及支持教学变革等主题。

在第 4 学年，学生将在姑息治疗区体验沟通训练。他们将会学习如何沟通困难的信息和就敏感问题进行对话；还将学习如何告知坏消息、提供复杂信息以及在生命末期护理环境中应对复杂的临床情况。学生将有机会反思重疾对患者情绪、心理的影响，并接受与聋哑人和有学习障碍的人及其照顾者沟通的额外培训。

在最后一学年，学生将回顾以前学过的专业沟通技巧，并在为即将成为初级医生做准备时，获得灵活、有反应和有效使用这些技巧的信心。学生将参加研讨会，这使他们有机会在经验丰富的模拟患者角色扮演者、教员和来自不同临床背景的核心导师的支持下，讨论和练习具有挑战性的沟通情况。这些模拟场景的主题包括应对冲突、提供明确的信息和协商管理计划、在支持家庭成员时敏感地处理有关保密问题以及在意外情况下的沟通，包括在亲人意外死亡后与亲属的交谈等。

4. 布里斯托大学①

根据 2013 版《师生咨询技能教学手册》（*Teachers' and Students' Handbook for Consultation Skills Teaching*），英国布里斯托大学开设了贯穿本科医学教育各阶段的"咨询和程序技能"（consultation and procedural skills，CaPS）主题课程。该课程的目标在于，通过教学，使学生在毕业时能够与患者进行清晰、敏感和有效的沟通。其细分目标包括能够与个人进行有效沟通，无论他们的身份、地位、种族、文化背景、身体状况；了解优秀沟通者使用技能的证据基础；能够使用删节的《卡尔加里—剑桥指南》评估他们自己和其他同学的沟通技巧；将沟通技巧视为需要终身学习的技能。

《师生咨询技能教学手册》还详细描述了课程的分年度目标。第 1 学年的形式较为多样。首先是讲座。在讲座中将对医患沟通技巧和原理进行介绍。其次是小组会议。在受过适当培训的演员协助下，小组会议将讨论开展咨询的原则，提出开放或者封闭式问题，并让学生体验积极倾听的重要性。再次是角色扮演。让学生在第一次遇到患者之前在模拟环境中练习和发展沟通技巧。最后是 8 个半天的全科手术课程，目的是让学生能够熟练地倾听患者声音，并在理解和尊重不同观念和信仰的情况下审慎思考听到的信息。在学习期间，学生们将观察全科医生咨询的实际情况，让他们

---

① http：//www. bristol. ac. uk

接触各种临床交流任务，还会组队采访患者。教师也将鼓励学生创作书面形式的创意作品对医患关系予以反思。

在第 2 学年，将开设两段课堂教学课程。这两段课程的总体目标是，让学生以有效和以患者为中心的方式从患者那里收集信息（咨询的内容），学生需要注意他们所采取的手段（咨询的过程）。

在第 3 学年，将会有课堂教学和全科见习两部分内容。课堂上的模拟患者培训与二年级类似，但场景更复杂，演员展现的问题更具挑战性。三年级教学旨在加强二年级的学习技能，并将这些技能扩展到需要改变患者行为的咨询中。该课程以 6~8 人为一组进行，由一名执业医生导师主持，学生将就角色扮演情况提供更多的分析性反馈。全科见习的学习目标是：扎实掌握《卡尔加里—剑桥指南》中所述的"咨询任务"；了解病史采集与会诊技巧之间的关系，即就诊的内容和过程；从"检查清单"转变为"解决问题"和全人关怀；学生积极探索自己的想法、关注点和期望；制订问题或诊断计划并与患者分享；展示合理的安全界限；参与自我评估和反思他们的咨询技巧；向同行提供有关其咨询技巧的具体反馈。在这一过程中，学生应该证明他们可以以患者为中心的方式收集信息，并能够重新界定问题和鉴别诊断。

在第 4 学年，仍然将会穿插课堂教学和全科实习。在以社区为导向的医疗实践Ⅱ课程期间，将会设置专题探讨咨询和沟通技巧。他们将以《卡尔加里—剑桥指南》中规定的原则为基础，为学生提供与演员练习沟通技巧的机会。专题的重点是让学生独立完成初级保健咨询，使学生在病史检查基础上形成实质的鉴别诊断，与患者分享想法、做出治疗决策，并掌握向患者传达坏消息的技巧。同时，学生将花 4 周时间练习和巩固他们已经学习的咨询技巧，包括观察和反思全科医生的咨询，确定咨询的阶段；设置咨询议程；积极倾听并使用提问技巧来了解问题的本质；引出患者的想法和期望；了解问题产生的社会、心理和医学根源；解释医生的想法并为患者提供背景信息；协商建立共享的管理计划，了解全科医生从保证到转诊的各种选择；在被观察的同时进行咨询，并能够在考虑到观察者反馈的情况下对咨询进行反思。

在第 5 学年，将进行专业实践。学生将由初级卫生保健机构组织开展为期半天的咨询技巧课程，包括与演员一起完成 4 个场景的角色扮演（每个场景可以进行角色扮演两次，确保每个学生有机会练习他们的咨询技巧）。主题包括知情同意、与患者和亲属沟通、多种医疗问题、处理愤怒的患者以及处理投诉。在实习期间，特别需要关注的高级咨询技能包括亲属、照顾者也在场的咨询；向英语不好的人咨询并使用口译员；与有沟通障碍的人沟通；使用电脑或者电话进行咨询；与患者一起讨论异常的检查结果；与其他卫生专业人员沟通等。此外，在全人护理、残疾照护、伦理和循证医学等相关课程中也将会涉及医患沟通问题。

三、德国

（一）德国医患沟通课程设置概况

与英美国家相比，德国医患沟通教育的开展相对滞后。[①] 但随着德国上下对医患沟通教育重要性认识的提升，这一情况正逐步改变。2007 年，德国、奥地利、瑞士 3 个德语系国家的医学专家共同推出了《德语国家医

---

① ROCH K, TRUBRICH A, HAIDINGER G, et al. Unterricht in Ärztlicher Gesprächsführung-eine Vergleichende Erhebung in Deutschland, Österreich und Der Schweiz [J]. GMS Z Med Ausbild, 2010, 27（03）：48.

学教育中的沟通和社会能力：巴塞尔共识声明》，这是第一份跨学科的德语交流和社会能力准则①；2012 年，德国医生执照条例修订，首次将医学交流技能纳入执业考试范围；2012 年，"全国医学交流纵向示范"课程（nationales longitudinales mustercurriculum kommunikation in der medizin, Longkomm）推出，该项目由德国联邦卫生部资助，并得到跨学科、跨专业工作小组支持，有力地促进了德国医患沟通示范课程的发展。② 2015 年，德国《国家基于能力的医学学习目标目录》出版。该目录进一步细化了沟通能力目标要求，为医患沟通课程的发展确立了一致性基础。2016 年，《海德堡宣言——关于在医学培训中促进交流能力的建议》（*Heidelberger Erklärung zur Förderung kommunikativer Kompetenzen in der ärztlichen Ausbildung*）发布。

对于德国医学院校医患沟通课程的设置，现有研究成果并不丰富。Roch K（2010）等对德国、奥地利和瑞士 3 个国家的医患沟通教学现状进行调研。结果显示，平均而言，在这些学校获得医学学士学位需要经历 2.8 门医患沟通课程。在总计 90 门课程中，16% 的课程以小组形式进行，其中，小组由 11~20 人构成的占 40%；由 10 人以下构成的占 43%。90 门课程中有 88 门课程明确规定了学习目标，86 门课程规定实施强制考勤。36 门课程要求学生参与，59 门课程在结束时进行了考核评价。61 门课程对教学人员进行了专门的培训。③ Härtl A（2015）指出，交际能力正日益

① KIESSLING C, DIETERICH A, FABRY G, et al. Basler Consensus Statement "Kommunikative Und Soziale Kompetenzen im Medizinstudium"：Ein Positionspapier Des GMA-Ausschusses Kommunikative Und Soziale Kompetenzen [J]. GMS Z Med Ausbild, 2008, 25 (02)：25.

② https：//www. medtalk-education. de/projekte/longkomm/

③ ROCH K, TRUBRICH A, HAIDINGER G, et al. Unterricht in ärztlicher Gesprächsführung-eineVergleichende Erhebung in Deutschland, Österreich und Der Schweiz [J]. GMS Z Med Ausbild, 2010, 27 (03)：48.

成为德语国家培训和评估的重要内容。他们对德国、奥地利和瑞士 3 个国家 43 所医学院校进行了调查，收集到 39 所医学院校的 40 个学位课程信息。调研得知，所有学校都开设了沟通能力课程。其中，10 个学位课程包含了纵向贯通的医患沟通课程，还有 25 个学位课程部分地提供这种课程。在超过 80% 的学位课程中，交际能力在第 2 学年和第 3 学年被教授，38%的课程在第 6 学年被教授。几乎所有课程都有模拟患者教学和学生反馈评价。除了笔试和演讲以外，实践考试主要通过 OSCE（客观结构化临床考试）。[①]Zimmermann A（2021）指出，到 2015 年，在德国 39 个医学院校中，已经有 10 个在其医学课程中实施了纵向沟通课程。在医学教育的前 3年，大部分的沟通技能都被教授和评估。采用了各种方法，如角色扮演、小组工作和 SP（标准化患者）接触等。[②]

在 2021 年 3 月，德国医学教育协会和德国医学学院协会联合发布了新版《国家基于能力的医学学习目标目录》，该目录对医患沟通课程提出了明确要求。目录指出，"制定目录的目的在于精确地定义核心课程内容，以便让所有学生都能够获得必要的技能"，"目录将从 2015 年开始，为德国未来医生培训确定核心课程"。在目录中，关于医患沟通的内容列入了"卓越的能力"项目，又细分为基础知识、进行对话、情绪挑战、沟通策略、社会影响因素和数据保护等 6 个方面。目录对每一个方面的能力、学习目标做出了明确规定，具体列举了知识界限，规定了为实现这一目标推

---

① HÄRTL A, BACHMANN C, BLUM K, et al. Desire and Reality-teaching and Assessing Communicative Competencies in Undergraduate Medical Education in German-speaking Europe：A Survey [J] . GMS Zeitschrift für Medizinische Ausbildung, 2015, 32 (05)：1-27.

② ZIMMERMANN A, BAERWALD C, FUCHS M, et al. The Longitudinal Communication Curriculum at Leipzig University, Medical Faculty-implementation and First Experiences [J] . GMS Journal for Medical Education, 2021, 38 (03)：1-20.

荐的课程以及开课学期。由于目录涉及内容较多，在此，只列举"基础知识"这一方面的内容（见表5-2）。

表5-2 《国家基于能力的医学学习目标目录》"基础知识"部分（节选）

目录序号	能力/学习目标	学期	知识与沟通场合	作用	推荐课程
Ⅷ.2-01	使毕业生认识到沟通技巧对医学专业和卫生保健的重要性，知道沟通是可以学习的				
Ⅷ.2-01.1	使学生在医学交流概念模式基础上反思和论证自己的交流行为				
Ⅷ.2-01.1.1	解释并思考沟通的一般理论和原则	1	1. 利用视频分析、思考和讨论冲突情况 2. 指导性/非指导性：参与式咨询访谈 3. 电话咨询 4. 了解与残疾人沟通的可能性	这些知识可以用来充分评估背景因素。它构成了医患沟通的基础	医学心理学医学社会学缓和医学

目录序号	能力/学习目标	学期	知识与沟通场合	作用	推荐课程
Ⅷ.2-01.1.2	解释医学交流的基础知识（影响因素、具体内容和要求）	2	1. 要求阐述医疗能力、组织能力、沟通能力、医生和患者角色 1.1 慢性疾病 以头痛、背痛或非特异性腹痛为例，解释生物—心理—社会医学模式 用背痛、心脏病或冠心病的例子解释生物心理社会模型（工作压力的积累导致疾病风险的显著增加） 1.2 影响因素 例如患者和医生的个性、与疾病有关的因素、专业精神、知识以及一般的社会条件 1.3 国际功能分类的解释和应用 与亲属/儿童、父母就医禁忌问题展开沟通 2. 咨询场合 与场合有关的咨询（在特定场合或在生活困难的情况下的咨询） 2.1 头痛 身体模式紊乱（对自己身体的感知紊乱） 2.2 背部疼痛 2.3 情绪波动	这是在临床咨询场合开展具体场景沟通的前提，也是在接触患者时表现得专业和自信的前提。它提供了向患者解释基本概念并将其作为治疗模式的可能性	医学心理学 医学社会学 手术 内科 缓和医疗 语音学/儿童听力学

136

目录序号	能力/学习目标	学期	知识与沟通场合	作用	推荐课程
Ⅷ. 2-01.1.3	思考健康和疾病发展的生物—心理—社会医学模式，并将其适当地传达给患者	2	咨询场合 身体模式紊乱（对自己身体的感知紊乱）		医学心理学 内科 精神病学和心理治疗 心身医学和心理治疗 老龄化和老年医学 缓和医疗 疼痛医学 语音学/儿童听力学 医学伦理和历史
Ⅷ. 2-01.1.4	解释转移/反转移、互惠、主体间性的理论概念以及期望和经验对医患沟通的影响	2	1. 咨询场合 依恋或人际关系方面的障碍 2. 行为问题 神经系统和心理 一般性焦虑症 有社交焦虑/社交恐惧症的情感障碍 人格障碍（异社会型、组织型、偏执型、分裂型、情绪不稳定型人格障碍） 妊娠期、胎儿期、围生期和新生儿期 怀孕期间的精神障碍	这是在临床咨询场合开展具体场景沟通的前提，也是在接触患者时表现得专业和自信的前提。它构成了在早期阶段识别问题的互动基础	医学心理学 内科 精神病学和心理治疗 心身医学和心理治疗 缓和医疗

续表

目录序号	能力/学习目标	学期	知识与沟通场合	作用	推荐课程
Ⅷ. 2-01.1.5	命名并解释神经—生物—心理—免疫效应	1	1. 疾病 对服用安慰剂有高反应率的疾病 肠易激综合征 沟通作为安慰剂的效果 2. 咨询场合 慢性疼痛（顽固性疼痛） 消化系统 肠易激综合征	这些知识可以用来充分评估背景因素	医学心理学 药理学、毒理学 心身医学和心理治疗 缓和医疗 疼痛医学
Ⅷ. 2-01.1.6	解释医患沟通的不同模式以及以患者为中心和以医生为中心的沟通差异	2	1. 疾病 急性心肌梗死 咨询场合：查房、澄清、冲突情况 在小组课上讨论慢性病，并进行模拟和（个人和小组）反馈 模式：家长式、参与式和信息模式、 术后查房、紧急查房 2. 咨询场合 背部疼痛 激素和新陈代谢 糖尿病 神经系统和心理 抑郁症	这些知识可以用来充分评估背景因素	医学心理学 医学社会学 普通医学 手术 内科 心身医学和心理治疗 缓和医学 疼痛医学

续表

目录序号	能力/学习目标	学期	知识与沟通场合	作用	推荐课程
Ⅷ.2-01.1.7	解释医患沟通对患者相关结果的影响	1	1. 咨询方法 动机访谈法 激励性访谈也适用于慢性病、成瘾和禁忌话题 以患者为导向的沟通和以医生或任务为导向的沟通的差别；如安全、依从性、生活质量、冲突、应对策略和满意度 保障性信息（如输血后） 2. 咨询场合 遵守（对治疗协议遵守不力） 应对疾病的问题 情绪波动 肌肉骨骼和软组织 血清阳性和血清阴性的类风湿性关节炎 激素和新陈代谢 糖尿病 血液和免疫学 急性白血病 神经系统和心理 滥用和依赖刺激物、毒品和药物 对酒精的滥用和依赖 疑病症紊乱 妊娠期、胎儿期、围生期和新生儿期 滥用药物以及在怀孕期间经历和目睹暴力的后果	这是在临床咨询场合开展具体场景沟通的前提，也是在接触患者时表现得专业和自信的前提	医学心理学 手术 内科 心身医学和心理治疗 缓和医疗 疼痛医学

资料来源：《国家基于能力的医学学习目标目录》（2021 版）①

---

① https：//nklm. de/zend/objective/list/orderBy/@ objectivePosition/modul/1118

（二）部分医学院校医患沟通课程设置情况

从现状看，德国医学教育界已经清晰地认识到"如果尽早教授有关沟通技能，并在此后进行持续的训练，就能明显地提高这些技能"[①]。因此，德国医患沟通教育的新动向主要围绕"纵向课程""示范课程"的开发展开，并结合推出"最佳临床实践""教学工具集"等辅助教学资源。下面，将以莱比锡大学、海德堡大学为样本进行分析介绍。

1. 莱比锡大学[②]

自 2016 年起，莱比锡大学医学院逐步将结构化的纵向沟通课程纳入医学课程，试图将沟通的理论基础知识与临床培训相结合。这种纵向交流课程由临床前（医学心理学和医学社会学）和临床阶段（眼科、内科、麻醉科、耳鼻喉科和儿童精神病学）组成。课程从第三学期或第四学期开始，贯穿整个本科医学教育。在学习过程中，沟通技巧将被反复教授，并在"纵向沟通课程"的不同阶段呈现出不同重点。

（1）第一部分（第 2 学年）

从第 2 学年起，莱比锡大学医学院就在医学心理学和医学社会学课程当中讲授医患沟通学。除了讲授沟通原理，学生们主要通过标准化患者了解医患关系。在医学心理学和医学社会学系的教师主持下，学生们将分为10 人一组体验 11 次不同的标准化患者单元，每个交流单元包括准备和反馈等部分，持续 50 分钟。教师在开展标准化患者单元前，会提前向学生

---

① GEBHARDT C, MEHNERT-THEUERKAUF A, HARTUNG T, et al. COMSKIL: A Communication Skills Training Program for Medical Students [J]. GMS Journal for Medical Education, 2021, 38 (04): 1-20.

② ZIMMERMANN A, BAERWALD C, FUCHS M, et al. The Longitudinal Communication Curriculum at Leipzig University, Medical Faculty-implementation and First Experiences [J]. GMS Journal for Medical Education, 2021, 38 (03): 1-20.

传授基本知识，以便学生能够应付不同情况。单元主体一般会贴近临床，学生将从标准化患者、参与的同伴和主持教师或学生导师那里获得反馈。

（2）第二部分（第3学年）

在第五学期（第3学年），学生将进入临床技能课程学习阶段，医患沟通技能也将在这一阶段得到强化。首先是讲座。讲座内容主要是内科中患者与医生的沟通。接着，学生们观看关于临床技能和医学交流的视频，然后准备工作表。在这期间，学生必须处理一个明确的任务，即就所观察到的医学交流和临床技能方面的"错误"做出回应，解决问题，并得到反馈。在眼科的临床技能课程中，学生可以参与标准患者会诊，并应用以前学过的眼科检查技术，在困难的沟通情况下处理沟通目标（怀疑是多发性硬化症的患者）。学生会收到或给出关于医疗沟通和临床技能的结构化反馈。

（3）第三部分（第4学年）

第七学期（第4学年）的学生在问题导向学习（PBL）课程中体验和学习团队沟通，该课程涉及急救和急性护理医学。通常先进行45分钟的讲座向学生介绍基础知识。然后，他们可以在急诊室把学到的理论应用于实践。学生通过观看视频（反面例子）和回答问题为此做准备，其目的是认识急救和急性护理医学的基础知识，并将其转移到实践中。在汇报后，由医学院最后一年的学生在医院实习期间进行正面例子的演示。最后，学生在预定的创伤室场景中发挥作用，每个角色扮演结束时都有一个简短的汇报。整个单元持续90分钟，问题导向学习（PBL）课程持续4周，并通过 OSCE 进行评估。

（4）第四部分（第5学年）

计划中课程的最后一个单元将被纳入第十学期的老年医学 PBL 课程

中。其目的主要是利用动机访谈技术介绍行为改变主题。为此，计划从2020年夏季学期开始进行45分钟的讲座。学生可以在一个处理行为改变的PBL案例上工作，标准患者接触将在试验阶段进行。在这一过程中，学生所学到的知识将被付诸实践。

2. 海德堡大学①

根据Roller D等（2011）的研究，海德堡大学医学院口腔医学专业已经开始实施纵向的医患沟通课程。这些课程分布在第五学期、第六学期和第九学期，通过小组、讲座、研讨会、反思性工作、角色扮演、网络学习等形式展开，并在每学期进行评估。

（1）第五学期：ZahnMediKIT 1课程

在海德堡大学，口腔医学专业学生将在第五学期第一次接触医患沟通课程——ZahnMediKIT 1。该课程由临床前模拟课程的教学人员负责，采用标准化患者方式展开。课程有意设定在学生没有任何理论基础或交流科学参考的情况下进行。案例设置在给患者准备假牙、需要佩戴一套完整的假牙等情境中，让学生接触典型的敏感话题，如识别和回应恐惧。学生在沟通过程中练习如何与患者建立关系，考虑患者的个人关注点。此外，需要学生观看和评估自己的互动情况录像，并接受来自标准化患者、同学和教师的评价。与患者对话的相关部分将在微观教学中重复进行，以探索不同的沟通策略。

（2）第六学期：ZahnMediKIT 2课程

第六学期的课程单元由内科专家教授，其中，有一节课需要进行患者

---

① ROLLER D, EBERHARD L. Quality over Quantity-development of Communicative and Social Competence in Dentistry at the Medical Faculty of Heidelberg [J]. GMS Journal for Medical Education, 2021, 38 (03): 1-21.

咨询，有两节课专门用来观察学生并给予同行反馈。学习的目标是，在具备挑战性的环境中发展沟通能力，并练习如何与其他医学学科合作。与上一学期不同，所有学生都将收到关于沟通和互动的预备信息。他们将参加一个90分钟的互动讲座，内容包括问答技术、四耳模型以及共同决策等，沟通案例和问题将事先在 Moodle 学习平台上发布，由学生自己决定如何使用这些材料。

（3）第七至十学期：临床实践和 HeiKomM Z 课程

首先是对实际患者的护理。在第七至十学期，学生将通过两个综合治疗课程积累治疗患者的实践经验。学生要么自己进行牙科治疗，要么协助同学进行牙科治疗，每周4~5天。同时也会在课堂讨论中接受助教对其工作的非正式反馈。其次是牙科自愿交流模块——HeiKomM Z。这一模块将在第九学期开展，学习目标包括获得有关交流的知识，在临床互动环境中的反思行为。它又分为3部分。第一部分是4次研讨会，每次105分钟。第二部分让学生使用特定的工作表记录相对困难的情形。这有助于学生分析所发生的事情，并找出新的策略和方案。第三部分练习在个人体验中产生的新案例。

第二节 医患沟通教育课程设置的关键问题

在展开医患沟通教育课程设置时，不能回避的关键问题是：医患沟通课程究竟是基于胜任能力的课程还是基于学科知识的课程，是阶段性集中授课型课程还是螺旋式纵向发展课程，是囿于学科领域的独立课程还是跨学科或专业整合的综合型课程等。其中，对第一个问题的回答决定了医患沟通课程的性质定位，对后两个问题的回答决定了医患沟通课程的纵横结合的课程特征。前者是基础，后者则是表现形式。本节将主要围绕这些问题展开探讨。

一、基于胜任能力的课程还是基于学科知识的课程

对医患沟通课程进行合理设计，首先需要明确其课程定位。Frank J R 等（2010）指出，传统的课程可能从"学生需要知道什么？"或者"我们应该怎样教我们的学生？"等问题开始，而医学教育则需要考虑社会的需求。进言之，医学教育应该围绕"毕业生需要具备哪些能力"这一问题进行组织，通过任务分析、角色定位、职业特征等的评估确定社会需求，然后根据核心能力培养要求组织课程，选择合适的教学方法和评估工具，以促进学习者能力的发展。[①] 对于医患沟通课程而言，这样的转变并不是对课程名称、性质（必修还是选修）、课时等的调整，但由于其关涉课程的基本定位，反而显得更加基础和重要。

近年来，能力本位的医学教育（Competency-based medical education, CBME）议题已经成为医学教育改革领域的核心话题。O'Neill B（2016）指出，自 20 世纪 70 年代以来，基于能力的教育培训（Competency-based education and training, CBET）开始兴起。它被定义为这样一种教育形式，从培养现代社会某一社会分工角色的需求出发，开发设计相关教育培训课程，并根据学习者在练习角色工作时的表现评价其学习情况。基于能力的教育培训之所以获得发展，关键在于它有助于提高劳动力技能，通过教育

---

① FRANK J R, SNELL L S, CATE O T, et al. Competency-based Medical Education：Theory to Practice ［J］. Medical Teacher, 2010, 32（08）：638-645.

培训符合社会人才需求目标。英国、美国、澳大利亚、新西兰等国家先后建立了国家职业资格证考试，推动了基于能力的教育培训的发展。此后，它被广泛应用于各领域。①

虽然学界对能力本位医学教育的一些方面还未达成共识，例如，在概念方面就存在不同表述。有观点认为，基于能力的教育是一种培养医生实践能力的方法，它以毕业生具备的能力为基本导向，围绕对社会和患者需求的分析组织能力。它不强调以时间为基础的培训，并承诺提高责任心、灵活性和以学习者为中心。② 有观点认为，基于能力的培训是一种职业培训方式。它强调"学习者在培训后能做什么"这样一个结果，代表着从强调培训的过程投入向结果导向的转变。它关注的是特定行业的标准化培训，而不是个体相对于群体的成就。③ 还有观点认为，能力本位的医学教育是以结果为基础设计、实施、评价医学教育项目的方法，它使用基于能力的组织框架，并且能力概念将拥有一个不断变化的结构，而不是一个静态的概念。④

但即使存在上述差异，能力本位医学教育的共性特征已经比较清晰，即：以能力标准为基础；注重结果而非过程；行业参与或者领导；灵活的授课方式，在适当的时候采用自学的方式；使用标准参照法而不是规范参

---

① O'NEILL B. Enriching Clinical Communication Teaching：A Qualitative Study of a Curriculum Field in UK Medical Schools［D］. London：King's College London，2016：47.
② FRANK J R，MUNGROO R，AHMAD Y，et al. Toward a Definition of Competency-based Education in Medicine：A Systematic Review of Published Definitions［J］. Medical Teacher，2010，32（08）：631-637.
③ GUTHRIE H. Competence and Competency-based Training：What the Literature Says［M］. Adelaide：NCVER，2009：6.
④ FRANK J R，SNELL L S，CATE O T，et al. Competency-based Medical Education：Theory to Practice［J］. Medical Teacher，2010，32（08）：638-645.

照法进行评估，并承认之前的学习。① 同时，能力本位的医学教育也逐渐为正式机构所认可。1996 年，加拿大皇家内科和外科医师学院推出了医师能力评价系统（CanMEDS）框架。该框架识别和描述了医生为有效满足服务人群医疗保健需求应该具备的能力。这些能力按主题归纳为 7 个角色，分别是医学专家、沟通者、合作者、领导者、健康倡导者、学者和专业人士。② 1998 年，美国研究生医学教育认证委员会提出"成果工程"（outcomes project）倡议，规定了患者护理、医学知识、基于实践的学习和改进、人际和沟通技能、专业精神和基于系统的实践等 6 项核心技能。③ 2009 年，加拿大皇家学院理事会通过了旨在在专科教育中推进能力本位教育的议程。加拿大皇家学院将与主要的合作伙伴一起，确保 21 世纪毕业后医学教育系统完全专注于满足社会需求，并将满足社会需求作为培训的首要目标。④ 2010 年，爱尔兰医学委员会定义了专业实践的 8 个领域，包括患者安全和患者护理质量、与患者的关系、沟通和人际交往技巧、协作和团队精神、管理（包括自我管理）、奖学金、专业精神、临床技能等。⑤ 2017 年，欧盟医学专家麻醉学分会就培训达成新的共识，认可以下的原则：医学教育必须以服务人群的健康需求为基础；教育和培训的主要焦点

---

① GUTHRIE H. Competence and Competency-based Training：What the Literature Says ［M］. National Centre for Vocational Education Research Ltd. PO Box 8288, Stational Arcade, Adelaide, SA 5000, Australia, 2009.

② https：//www. royalcollege. ca/rcsite/canmeds/canmeds-framework-e

③ SHORTEN G D, DE ROBERTIS E, GOLDIK Z, et al. European Section/Board of Anaesthesiology/European Society of Anaesthesiology Consensus Statement on Competency-based Education and Training in Anaesthesiology ［J］. European Journal of Anaesthesiology, 2020, 37（06）：421-434.

④ FRANK J R, SNELL L S, CATE O T, et al. Competency-based Medical Education：Theory to Practice ［J］. Medical Teacher, 2010, 32（08）：638-645.

⑤ FRANK J R, SNELL L S, CATE O T, et al. Competency-based Medical Education：Theory to Practice ［J］. Medical Teacher, 2010, 32（08）：638-645.

应该是学习者的预期结果，而不是教育系统的结构和过程；在教育、培训和实践的整个过程中，医生的成长应该是持续的无缝衔接。①

　　对于课程计划者而言，设置基于胜任能力的医患沟通课程具有一定的挑战性，因为决定课程设置方向的诸多因素存在不确定性。首先，基于胜任能力的课程需要角色假定，但何谓"医生"、"医生"的基本素养包含哪些，并没有完全一致的看法。其次，培养医患沟通能力的大致方向是清晰的，但医患沟通能力的细分目标并不一目了然。再次，培养学生具备这些能力的教学资源和方法仍然需要摸索。如何选择与组织课程内容、哪些是最佳实践、哪些教学方法切实有效，这些都需要大量经验积累。最后，由于医患沟通能力是习得技能，因此，需要与临床实践紧密结合；由于医患沟通能力培养需要持续推进，因此，需要考虑将课程贯穿于整个医学教育中，使之成为一门纵向课程；由于医患沟通能力培养并不只是一门课程，因此，还需要与其他医学教育课程相结合，形成一门综合课程。总之，基于胜任能力的医患沟通课程给课程规制带来了挑战，自然也产生了课程革新的动力。

二、阶段性集中授课型课程还是螺旋式纵向发展课程

　　"过去医患沟通教学存在的问题主要在于将沟通培训结构化为一个独立的课程，在整个临床项目的开始阶段予以提供，在学期课程结束时进行

---

①　FRANK J R, SNELL L S, CATE O T, et al. Competency-based Medical Education: Theory to Practice [J]. Medical Teacher, 2010, 32 (08): 638-645.

一次评估，从而使其与其他医学课程相分离。"① 这种情况在医患沟通教育发展的早期阶段经常出现。例如，在美国，1978 年时仅有35%的医学院校开设了正式的临床前沟通技巧课程，它们基本上都被安排在临床前的第一年或者第二年。到了 1993 年，已经有65%的医学院校开设了正式的临床前沟通技巧课程，这些课程还是被集中安排在第一年或第二年。②

然而，这种阶段性集中授课型课程的缺陷也非常明显。Makoul G 等（1999）分析认为，沟通技巧教学和临床实践经常不同步。这会降低医患沟通教育与临床实践的相关性，也会降低学生对医患沟通课程的重视程度。由于学生可能会接触到不同方面传导的信息，并且这些信息有时还相互矛盾，这样一来学生将会变得无所适从。例如，临床教师可能希望学生"记录病史"并提出具体问题，而沟通学教师则希望他们提出开放的问题并进行反思。③ 一系列实证研究也证明阶段性集中授课产生的教学效果并不好。有研究得出，如果不进行培训，随着课程的进行，医学生的交流技能会下降。④ 有研究指出，如果没有得到强化，一次性课程的学习效果会随着时间的推移而恶化。⑤ 还有研究比较了不同学校学生的沟通能力，认为在临床阶段缺乏正式培训的学校，学生的沟通技能不稳定；而在第 4 学

① SILVERMAN J. Teaching Clinical Communication: A Mainstream Activity or Just a Minority Sport? [J]. Patient Education and Counseling, 2009, 76 (03): 361-367.

② NOVACK D H, VOLK G, DROSSMAN D A, et al. Medical Interviewing and Interpersonal Skills Teaching in US Medical Schools: Progress, Problems, and Promise [J]. Jama, 1993, 269 (16): 2101-2105.

③ MAKOUL G, SCHOFIELD T. Communication Teaching and Assessment in Medical Education: An International Consensus Statement [J]. Patient Education and Counseling, 1999, 37 (02): 191-195.

④ HELFER R E. An Objective Comparison of the Pediatric Interviewing Skills of Freshman and Senior Medical Students [J]. Pediatrics, 1970, 45 (04): 623-627.

⑤ CRAIG J L. Retention of Interviewing Skills Learned by First-year Medical Students: A Longitudinal Study [J]. Medical Education, 1992, 26 (04): 276-281.

年和第 6 学年进行了正式培训的学生，评估的分数会增加。①

在当下，这种情况已经大为改观。人们已经认识到，"要想对学习者的沟通技能产生重大而持久的影响，我们需要的不仅仅是一次性的课程。学习者的沟通需求会随着他们智力和临床水平的提高而变化，并随着培训的延伸而发展。因此，我们的教学干预需要有适当的时间跨度，并将课程分布在整个学习阶段"②。"交流技能培训的首选方法应该是一个综合的、纵向的方案，需要在临床阶段继续进行。"③

数据也已经反映出这种变化。根据美国医学院协会的统计数据，到 2015 年，跨越临床前和临床阶段的医患沟通纵向课程的比例已经达到 95%；到 2017 年，跨越临床前和临床阶段的医患沟通纵向课程的比例已经接近 96%。④ 德国也加大力度推进医患沟通纵向课程的建设。2016 年由德国 37 所医学院校签署的《海德堡宣言》中提及"在整个医学研究计划中，应纵向实现临床前和临床学科的理论原则与实际应用交流学习内容的最佳协调和联系"，并"支持实施针对特定主题的纵向示范课程，如联邦卫生部主持的'全国医学纵向示范课程交流'"⑤。

对于课程计划者而言，"在临床课程设计和评估中进行广泛整合，使

① VAN DALEN J, KERKHOFS E, VAN KNIPPENBERG-VAN DEN BERG B W, et al. Longitudinal and Concentrated Communication Skills Programmes: Two Dutch Medical Schools Compared [J]. Advances in Health Sciences Education, 2002, 7 (01): 29-40.

② SILVERMAN J. Teaching Clinical Communication: A Mainstream Activity or Just a Minority Sport? [J]. Patient Education and Counseling, 2009, 76 (03): 361-367.

③ VAN DALEN J, KERKHOFS E, VAN KNIPPENBERG-VAN DEN BERG B W, et al. Longitudinal and Concentrated Communication Skills Programmes: Two Dutch Medical Schools Compared [J]. Advances in Health Sciences Education, 2002, 7 (01): 29-40.

④ https://www. aamc. org/data - reports/curriculum - reports/interactive - data/curriculum - topics-required-and-elective-courses-medical-school-programs

⑤ https://www. medtalk - education. de/wp - content/uploads/2016/02/heidelberger - erklaerung. pdf

之成为一种主流活动，是值得重视的"①。在这一点上，英国已经做出了一些努力。英国本科医学教育沟通教学委员会于 2008 年、2018 年相继发布了《英国关于本科医学教育交流课程内容的共识声明》和《关于更新英国本科医学教育核心沟通课程的共识声明》。这两份文件提出了"沟通技能课程轮状示意图"的概念，而它的核心就是医患沟通螺旋式课程（见图 5-1）。

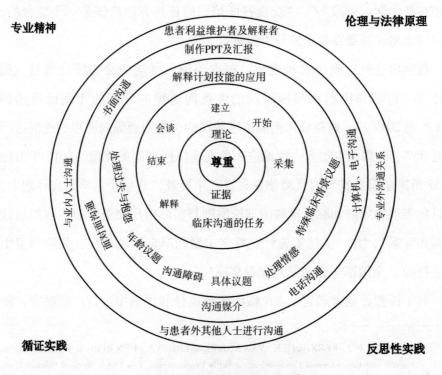

图 5-1　医患沟通螺旋式课程②

---

① SILVERMAN J. Teaching Clinical Communication：A Mainstream Activity or Just a Minority Sport？［J］．Patient Education and Counseling，2009，76（03）：361-367.

② 此处翻译参考了田冬霞，黄美欣，李钰彦，等. 英国医学本科生沟通课程内容之共识声明：背景、目标、内容及启示［J］. 复旦教育论坛，2013，11（03）：91-96.

由图 5-1 可知，沟通的核心部分由轮子的内圈代表。外圈代表着沟通中的具体问题、沟通方法以及与患者以外的人的沟通。医患沟通课程由一套指导所有医疗实践的原则——专业精神、伦理与法律原理、循证实践、反思性实践等支撑，作为轮子周围的背景呈现。① 每个领域的具体组成部分在每个环中被划分出来。通过独立地旋转这些环，沟通课程计划者实际上可以"拨出一个课程"，例如，课程规划者可以设计一个课程，让学生练习通过翻译在电话中与英语水平不高的患者进行沟通，或者练习向亲属面对面地解释医疗错误。② 这个沟通课程轮使课程规划者能够采取螺旋方式推进，不仅能够将关键领域联系起来，而且还明确地鼓励重复过程。合理规划的沟通课程为学习者提供了复习、完善和巩固现有技能的机会，同时增加了新的技能并提高了使用技巧的复杂性。

三、囿于学科领域的独立课程还是跨专业领域的综合型课程

从学科视角看，医患沟通学正成为一门研究医务工作者与患者之间如何互相理解、信任并合作以共同克服疾病并维护身心健康的一门新兴学科。③ 从差异性看，由于医患沟通学在研究对象、内容、方法上与其他学科有所不同，因此在教学时常常被当作一门独立的课程展开。2010 年，英国的一项调查就显示，几乎所有学校都声称自己有专门的用于教授沟通技

---

① NOBLE L M, SCOTT-SMITH W, O'NEILL B, et al. Consensus Statement on an Updated Core Communication Curriculum for UK Undergraduate Medical Education [J]. Patient Education and Counseling, 2018, 101 (09): 1712-1719.

② NOBLE L M, SCOTT-SMITH W, O'NEILL B, et al. Consensus Statement on an Updated Core Communication Curriculum for UK Undergraduate Medical Education [J]. Patient Education and Counseling, 2018, 101 (09): 1712-1719.

③ 王锦帆，尹梅. 医患沟通 [M]. 2 版. 北京：人民卫生出版社，2018：7-9.

巧的课程。课程内容涉及主题广泛多样，包括在各种情况下实际应用的语言和非语言沟通方式，如病史采集、处理困难、愤怒或辱骂的患者、处理文化多样性、确保合规性、告知坏消息、处理死亡、与残疾患者沟通、与幼儿互动以及满足老年患者的需求等。①

然而，囿于学科领域的独立医患沟通课程也存在一些缺陷。Silverman J (2009) 分析指出，"如果不把医患沟通学重新纳入医学课程，医患沟通学就会被视为与'真正的医学'相分离的独立实体，成为一种不重要的装饰品，而不是与所有患者接触的基本技能。此外，如果我们想让沟通被视为适用于所有学科的一门学科，那么，它就必须不仅在初级保健或精神病学中教授，而且还要在其他专业领域中教授，并得到更多学科医生的积极支持。"② 与此相呼应，2003 年，英国医学理事会提出建议，认为应减少临床实践和生物医学学习之间的分割，促进跨专业教育。Atkinson、Delamont (2009) 指出，应当通过弱化学科边界实现医患沟通教育与其他学科和领域的整合。这既包括纵向整合，即削弱或消除的临床前与临床的分割；又包括横向整合，即在课程的任何阶段发生的跨学科或专业的整合。其进一步工作的重点是如何进一步缩小界限，使临床交流成为临床"床边教学"的一个明显的和内在的部分。③

在这种情况下，随着医学教育改革融合理念的出现，囿于学科领域的独立医患沟通课程开始逐渐被跨专业领域的综合型课程所替代。Silverman

---

① HARGIE O, BOOHAN M, MCCOY M, et al. Current Trends in Communication Skills Training in UK Schools of Medicine [J]. Medical teacher, 2010, 32 (05)：385-391.

② SILVERMAN J. Teaching Clinical Communication：A Mainstream Activity or Just a Minority sport? [J]. Patient Education and Counseling, 2009, 76 (03)：361-367.

③ 转引自 O'Neill B. Enriching Clinical Communication Teaching：A Qualitative Study of a Curriculum Field in UK Medical Schools [D]. King's College London, 2016：112.

J（2009）就曾经提到，希望医患沟通课程与五个具体领域融合，它们分别是病史采集技能、实践技能、专业教学、隐性课程、发挥评估在整合中的关键作用。① 在实践中，医患沟通的综合型课程模式已经逐渐出现。例如，在德国，2021 年德国医学教育协会和德国医学学院协会联合发布的新版《国家基于能力的医学学习目标目录》，就不仅规定了医患沟通能力目标，也规定了推荐科目。这些科目涉及医学心理学、医学社会学、内科、儿科、精神病学、心身医学、老年医学、伦理学和医学史、医学心理学、药理学等许多课程。这意味着医患沟通成了能力目标，而不是具体的课程科目，医患沟通的教与学可以完全融合在不同阶段的临床或者非临床课程中。德国莱比锡大学医学院的医患沟通课程就是如此。该校在第 2 学年将医患沟通学融入医学心理学、医学社会学课程中讲授。在第 3 学年将其融入临床技能课程中开展。在第 4 学年，将其融合在急救和急性护理医学课程中。到第 5 学年，将课程融入老年医学课程当中。②

对于课程计划者而言，跨专业领域的综合型课程设计要比单纯的独立型课程设计更复杂，因此也存在一些挑战。举例说明。1999 年 1 月，在 The Josiah Macy Jr. 基金会资助下，纽约大学医学院（NYU）、凯斯西储大学医学院（CWRU）和马萨诸塞大学医学院（UMass）开始了一个为期 3 年的合作项目——梅西健康交流计划，通过为医学生开发创新的、基于能力的综合课程来提高医生的交流技能。结果显示，这一课程在 3 所大学都取得了一定程度上的成功，证明了沟通技能综合课程的有效性。但困难与

---

① SILVERMAN J. Teaching Clinical Communication: A Mainstream Activity or just a Minority Sport? [J]. Patient Education and Counseling, 2009, 76 (03): 361-367.

② ZIMMERMANN A, BAERWALD C, FUCHS M, et al. The Longitudinal Communication Curriculum at Leipzig University, Medical Faculty-implementation and First Experiences [J]. GMS Journal for Medical Education, 2021, 38 (03): 1-19.

阻碍也同时存在。报告指出，尽管这3所学校从一个统一的沟通技巧能力概念模型出发，但具体实施时课程很不一样。"每所学校都制定了自己的课程开发方法，以当地的专业知识和现有的课程为基础，并反映了不同机构特征和任务、资金、地点等变量"①，因此各有不同。而且在项目的实施阶段，每所学校都在经历着相互竞争的课程变化和需求。没有一所学校有机会增加课程的时间，对于凯斯西储大学医学院来说，临床1年的实习课程时间实际上从14个月减少到了12个月。此外，这些学校还遇到了对教学内容改革的抵制，以及财政支持等资源限制。②

除了上述的障碍，其实还有一个影响综合型课程设计的消极因素。O'Neill B（2016）指出，尽管人们希望这种整合，但对学科边界的软化可能导致医患沟通教育主体身份的丧失。越来越多的整合将导致医患沟通学的学科独立性特征被淡化。这将被认为是一种倒退，使临床交流回归到一种隐性的、未阐明的技术形式——"良好的床边礼仪"。这一点凸显了目前学科领域内的紧张关系——是保留一个独立的身份，冒着分离和还原主义的风险；还是增加整合，冒着可能解体的风险。③

总之，医患沟通课程究竟是基于胜任能力的课程还是基于学科知识的课程，是阶段性集中授课型课程还是螺旋式纵向发展课程，是囿于学科领域的独立课程还是跨学科或专业整合的综合型课程等问题是展开医患沟通

---

① KALET A, PUGNAIRE M P, COLE-KELLY K, et al. Teaching Communication in Clinical Clerkships: Models From the Macy Initiative in Health Communications [J]. Academic Medicine, 2004, 79 (06): 511-520.

② KALET A, PUGNAIRE M P, COLE-KELLY K, et al. Teaching Communication in Clinical Clerkships: Models From the Macy Initiative in Health Communications [J]. Academic Medicine, 2004, 79 (06): 511-520.

③ O'NEILL B. Enriching Clinical Communication Teaching: A Qualitative Study of a Curriculum Field in UK Medical Schools [D]. London: King's College London, 2016: 112.

课程设计时不能回避的主要问题。它不仅对于域外医患沟通课程体系建设具有重要意义，对构建完善我国医患沟通课程体系也提供了思考维度。

第三节　我国医患沟通教育课程设置的审视重构

从 21 世纪初以来，我国医患沟通教育经历了从无到有、从萌芽起步到逐渐成型的发展过程。据王锦帆（2018）考证，2002 年以前，中国大陆医学院校并没有开设专门的医患沟通课程。直到 2003 年 9 月，由南京医科大学、首都医科大学等 5 所医学院校联合发布了中国第一部《医患沟通学》教材。同年，南京医科大学首先在临床医学、口腔医学及护理学专业中开设了 36 学时的必修课程。2006 年，教育部首次在我国医学教育课程体系中增设了医患沟通学课程。[①] 本节将结合学者调查与自身的资料检索对我国高等医学院校医患沟通课程设置现状进行扫描，并在借鉴国外经验的基础上，提出构建完善的建议。

一、我国医患沟通教育课程设置的现状审视

对于我国医学院校医患沟通课程的设置，学界系统性的调查研究并不多。其中，可供参考的主要文献介绍如下。王锦帆等（2004）在《高等医学教育中开设医患沟通学课程的探索》一文中指出，在 2003—2004 学年，南京医科大学首开先河针对该校临床医学专业（五年制和七年制）550 余

---

① 王锦帆，尹梅. 医患沟通 ［M］. 2 版. 北京：人民卫生出版社，2018：14.

名医学生开设了36学时的医患沟通学必修课程。① 王锦帆（2007）又撰文分析了运行几年来的情况，指出在2003—2007学年，南京医科大学针对临床医学专业（五年制和七年制）、口腔医学专业、护理学专业的3000余名学生开设了27~36学时的医患沟通学必修课程。给同学们上课的老师主要来自各临床教学医院，占比达到94%；校本部人文课程教师比较少，仅占6%。②

彭丽（2011）以2009年中国大学排行榜医学类前50名院校为检索对象，对医患沟通课程开设情况进行了调查分析。结果显示，首先，通过官网查询培养计划，50所医学院校只有3所院校在计划中明确了医患沟通能力培养；其次，通过电话访问，发现在50所医学院校中只有20所院校开设了医患沟通类课程；再次，从课程性质看，提供资料的11所医学院校中有4所院校将课程设定为必修课程，其余7所将其设定为选修课程；最后，从学时看，各高校开课学时差异比较大，16~40课时不等，理论课时与实践课时配比一般为2∶1，也有达到3∶1和4∶1的情况。③ 刘利丹等（2019）对全国114所医学院校进行了调查，发现医患沟通课程的开课率是64.9%，但是作为必修课开课的比例只有51.3%；课时的设置随意性较大，授课学期主要集中在医学生进入临床实习前；授课方式主要是大班授课；平均师资人数为3~4人，其中一半是兼职教师。④

---

① 王锦帆，季晓辉，王心如. 高等医学教育中开设医患沟通学课程的探索［J］. 中国高等医学教育，2004（06）：48-49.
② 王锦帆. 医患沟通学课程教学新模式探索［J］. 中华医学教育杂志，2007，27（06）：30-32.
③ 彭丽. 医学生医患沟通课程教学模式研究［D］. 重庆：重庆医科大学，2011：27-30.
④ 刘利丹，孙宏亮，邹明明. 全国医学院校医患沟通课程教育教学组织状况调查报告［J］. 中华医学教育探索杂志，2019，18（10）：1076-1080.

为了更好地对我国高等医学院校医患沟通课程设置现状进行扫描，笔者开展了相关调查。以南京医科大学、南京中医药大学、首都医科大学、广东医科大学、新乡医学院等五所高校为研究样本，笔者在其官网上下载课表，然后针对课程名称、课程对象、课程学期等内容进行了梳理分析。

（一）南京医科大学①

在南京医科大学教务处官网上，可以下载 2021—2022 学年第一学期课表和 2021—2022 学年第二学期课表，检索到的信息如下：

1. 课程名字

医患沟通学

2. 授课年级、专业

2019 级，口腔医学专业、康复治疗专业、眼视光学专业等。

3. 授课时间

授课时间安排在大三。2019 级眼视光学班授课时间为 2021—2022 学年第一学期；2019 级"5+3"口腔医学专业、康复治疗专业授课时间为 2021—2022 学年第二学期。

4. 授课课时

不同专业授课课时有差异。2019 级眼视光学班授课课时为 27 学时；其余为 36 学时。

（二）南京中医药大学②

在南京中医药大学教务处官网上，可以下载 2021—2022 学年第一学期课表和 2021—2022 学年第二学期课表，检索到的信息如下：

---

① https：//jwc. njmu. edu. cn
② http：//jwc. njucm. edu. cn

1. 课程名称

医患沟通学

2. 授课年级、专业

2020 级，临床医学专业。

3. 授课时间

授课时间安排在大二第二学期。

4. 授课课时

33 学时。

（三）首都医科大学①

在首都医科大学教务处官网上，可以下载 2020—2021 学年第一学期本科学生课表（右安门校区），检索到的信息如下：

1. 课程名称

基本沟通技巧、护理沟通技巧

2. 授课年级、专业

"基本沟通技巧"授课年级为 2020 级，专业为护理专业；"护理沟通技巧"授课年级为 2018 级，专业为护理专业。

3. 授课时间

2020 级护理专业授课时间安排在大一第一学期；2018 级护理专业授课时间安排在大三第一学期。

4. 授课课时

2020 级四年制护理班授课课时为 48 学时；2018 级四年制护理班授课课时为 39 学时。

_____

① https://jwch.ccmu.edu.cn

（四）广东医科大学①

在广东医科大学教务处官网上，可以下载 2015—2016 学年第一学期本科学生课表，检索到的信息如下：

1. 课程名称

医患沟通学

2. 授课年级、专业

2015 级，康复治疗学专业。

3. 授课时间

授课时间安排在大一第一学期。

4. 授课课时

24 学时。

（五）新乡医学院②

在新乡医学院教务处官网上，可以下载 2021—2022 学年第一学期各年级课程表，检索到的信息如下：

1. 课程名称

医患沟通、儿科人文与医患沟通

2. 授课年级、专业

"医患沟通"授课年级为 2018 级，专业为临床医学专业；"儿科人文与医患沟通"授课年级为 2018 级，专业为儿科专业。

3. 授课时间

授课时间安排在大三第一学期。

---

① https：//jwc．gdmu．edu．cn
② https：//www．xxmu．edu．cn

4. 授课课时

2018 级临床医学班授课课时为 20 学时；2018 级儿科班授课课时为 24 学时。

二、我国医患沟通教育课程设置的改进建议

通过上述调查可以发现，我国医患沟通教育在近年来取得了长足进步。医患沟通能力培养成为医学教育的重要目标。医患沟通课程开始在全国普及，一些高校甚至将其列入了必修课程行列。同时，依据专业需求开设特色医患沟通课程已经有了起色，例如，首都医科大学的"护理沟通技巧"课程，新乡医学院的"儿科人文与医患沟通"课程等。当然，还应该看到，我国医患沟通课程建设才刚刚起步，在课程定位、纵向结构、横向融合等方面尚存在一些不足，亟待从以下几个方面改进完善：

（一）基于能力本位医学教育理念展开课程设计

应当指出的是，能力概念将真实的工作、生活经验与教育机构的学习联系起来，也被认为是"课程的组织原则"。[①] 具体到我国医患沟通课程的设置，基于能力本位的医学教育理念在重新规划时，需注意以下两个方面：

一方面，在进行医患沟通课程设置时依循能力本位医学教育的基本原则。这些原则主要包括注重能力、结果导向、以学生为中心等。首先是注重能力。Shorten G D 等（2020）指出，课程应当改变，以专注于特定的能

---

① JONNAERT P, MASCIOTRA D, BARRETTE J, et al. From Competence in the Curriculum to Competence in Action ［J］. Prospects，2007，37（02）：187-203.

力要素，无论这些要素的名称是什么。① 通过使用能力作为课程组织框架，课程规划者有机会设计学习环节来解决实际问题，这些学习环节又包含先前的学习元素，并强调可观察的能力。其次，强调结果导向。基于能力的教育是一种为医生执业做准备的方法，它从根本上以毕业生的结果能力为导向，围绕着社会和患者需求的能力进行规划，从而更强调责任感、灵活性和学生的自主性。② 最后，突出以学生为中心。通过一个更灵活的课程架构，将学生的能力发展置于中心，从而帮助学生真正参与到一个以他自己的速度获得发展的学习过程中。

另一方面，在进行医患沟通课程设置时可采用基于能力本位的课程规划方法。具体可以分为5个步骤：第一步，识别毕业生所需的医患沟通能力。第二步，明确定义医患沟通能力及其组成部分。例如，2021年，德国医学教育协会和德国医学学院协会联合发布的《国家基于能力的医学学习目标目录》规定，"医患沟通"能力属于"卓越的能力"项目之一，又可以细分为基础知识、进行对话、情绪挑战、沟通策略、社会影响因素和数据保护等6个方面。第三步，定义医患沟通能力得以发展的关键点。第四步，选择恰当的教育方法、资源和实践做法。第五步，选择合适的评估工具来衡量阶段性的进展。③

① SHORTEN G D, DE ROBERTIS E, GOLDIK Z, et al. European Section/Board of Anaesthesiology/European Society of Anaesthesiology Consensus Statement on Competency-based Education and Training in Anaesthesiology [J]. European Journal of Anaesthesiology, 2020, 37 (06): 421-434.

② SHORTEN G D, DE ROBERTIS E, GOLDIK Z, et al. European Section/Board of Anaesthesiology/European Society of Anaesthesiology Consensus Statement on Competency-based Education and Training in Anaesthesiology [J]. European Journal of Anaesthesiology, 2020, 37 (06): 421-434.

③ FRANK J R, SNELL L S, CATE O T, et al. Competency-based Medical Education: Theory to Practice [J]. Medical Teacher, 2010, 32 (08): 638-645.

总之，我国医患沟通课程的设计规划应该实现从传统意义上的课程向基于能力本位的医学课程的转换。它要求考虑社会需求，注重能力，结果导向，以学生为中心，并按照能力课程的规划方法一步一步地重新设计和安排。

（二）适时开发螺旋式纵向医患沟通课程

从现状看，我国高等医学院校的医患沟通课程都属于阶段性集中授课型课程。笔者的调查表明，南京医科大学、南京中医药大学、首都医科大学、广东医科大学、新乡医学院等 5 所高校都开设了医患沟通课程。这些课程性质不一，有的是必修，有的是选修；课程学时不同，20~39 学时不等；开设学期不同，分布在大一、大二或者大三。但它们都属于传统型课程，只在某一学期集中讲授，而没有形成纵向的递进结构。这意味着，一学期结束后，学生将很少有机会接触所学的医患沟通知识，更难有机会按照实操、反馈、改进的步骤熟练掌握医患沟通技能，而医患沟通能力的培养恰恰又离不开长周期的培训。在这种情况下，就需要适时地对我国医患沟通课程进行变革，使之朝着纵向、综合型方向发展。

具体来看，设置螺旋式纵向发展课程需要注意以下 3 点：

1. 设计一个完整连贯的沟通技巧教学框架

Makoul G 等（1999）指出："每个医学院都需要一个医患沟通技能教学课程，明确课程在知识、技能和态度方面的目标，并且需要为教学拟定连贯、持续的结构。这样一个教育计划应成为每个医学院整体课程的一部分，并在医学教育的适当阶段得到发展和加强。"[1] 例如，前述美国哈佛

---

[1] MAKOUL G, SCHOFIELD T. Communication Teaching and Assessment in Medical Education: An International Consensus Statement [J]. Patient Education and Counseling, 1999, 37 (02): 191-195.

大学患者—医生课程的设计就如此。它连续持续了 3 年,第 4 学年又安排了综合临床实践考试,从而使得纵向学习成为可能。

2. 形成阶段重点突出、难点递进的课程结构

医患沟通课程不是一次性模块,也不是分段却相互分离的连续模块,而是螺旋式课程。

首先,课程需要建立起与已经学过的知识和技能的联系。"沟通技巧的学习必须在整个临床训练中不断重复,否则会减弱。课程需要为学习者提供回顾、重温和练习已有技能的机会,同时加入新的技能和增加复杂性。"①

其次,根据每个阶段的特点,突出阶段技能培训的重点。"英国医学伦理学教师发现,共同制定一份关键主题清单很有帮助,这些主题清单可作为讨论和制定个别项目的基础。"② 德国也在进行这样的设计。德国新版《国家基于能力的医学学习目标目录》(2021 年)将"医患沟通"的内容列入"卓越的能力"项目,并且针对基础知识、进行对话、情绪挑战、沟通策略、社会影响因素和数据保护等 6 个方面规定了分学期的阶段重点,从而起到了类似于主题清单的作用。③

最后,形成环环相扣、难点递进的课程发展结构。英国帝国理工大学医学院开设医患课程:"这是一种促进主动、终身学习的结构,每个模块

---

① MAKOUL G, SCHOFIELD T. Communication Teaching and Assessment in Medical Education: An International Consensus Statement [J]. Patient Education and Counseling, 1999, 37 (02): 191-195.

② MAKOUL G, SCHOFIELD T. Communication Teaching and Assessment in Medical Education: An International Consensus Statement [J]. Patient Education and Counseling, 1999, 37 (02): 191-195.

③ 国家基于能力的医学学习目标目录: 2021 年 [EB/OL]. https://nklm.de/zend/objective/list/orderBy/@ objectivePosition/modul/1118

都建立在前一个模块的基础上，增加更多的深度和复杂性。"① 例如，前述英国帝国理工大学医学院开设的医患沟通课程就体现了这一递进特征。在第 1 学年，临床交流的重点是通过交流技能训练和模拟患者接触，确立以患者为中心的医学基础。在第 2 学年，学生需要将他们所学到的医患互动技能与医疗实践具体要求相结合，例如了解患者的病史。在第 3 学年，教学的重点在于，提供有关程序信息、向患者解释风险信息、处理具有攻击性和暴力倾向的患者、向患者和他们的亲属传达困难消息、手术沟通、与其他医护人员沟通等。到了临床阶段，则重点在于与临床实践相结合，在临床医生的指导下完成与临床情景有关的高级技能。学生将在前 4 年发展的知识、技能和行为基础上再接再厉。在医院和社区环境中，学生将体验临床团队的合作，从生命的开始到结束为患者提供看护服务。②

3. 实现临床早接触、课程早融合

在最初的学习阶段就将沟通技能培训与临床实践相结合，不仅有助于学生理解医患沟通的理论知识，也有助于在实践中掌握医患沟通的技巧。前述英国、美国医患沟通课程发展历程已经说明，临床早接触、课程早融合已经成为医学教育界的共识。为此，我国也应该在这方面做出努力，在医学生进入医学院校学习的最初阶段就提供培训，开设医患沟通课程，实现融合衔接。

（三）推进跨学科专业结合的综合型课程

从现状看，我国高等医学院校开设的医患沟通课程基本上都属于独立

① https：//www. imperial. ac. uk/medicine/study/undergraduate/medicine－mbbs－programmes/

② https：//www. imperial. ac. uk/department－surgery－cancer/study/undergraduate/clinical－communication/

型课程。笔者的调查表明，南京医科大学、南京中医药大学、首都医科大学、广东医科大学、新乡医学院等5所高校都开设了医患沟通课程。但这些课程既没有与通识课程（如"医学伦理学""医学心理学""社会医学""医学科研方法""健康行为学"等）有机结合，也没有与专业课程（如"人体解剖学""组织学与胚胎学""生物化学""神经生物学""生理学""医学微生物学""医学免疫学""病理学""药理学""人体形态学实验"等）相互融合，还没有与医学的见习、实习课程有效连接。这意味着，国内的医患沟通课程与核心的医学教育课程相互分离，从而无法得到更多的学科支持，也无法在学科融合中展现沟通作为核心能力培养的重要性。在这种情况下，就需要打破这种狭隘的课程设置状况，使之向着更兼容、有机融合的综合型课程方向发展。

具体来看，推进跨学科或专业综合型课程需要注意以下几点：

1. 明确医患沟通课程进行融合的重点领域

Silverman J（2009）指出，医患沟通课程应该与5个具体领域融合，即与病史采集技能整合、与实践技能相结合、与专业教学相结合、与隐性课程整合、发挥评估在整合中的关键作用。[①] 对于我国而言，也需明确医患沟通课程进行融合的重点领域。首先，将医患沟通课程与传统的病史采集单元教学结合。两者以一种综合的方式结合在一起：不再孤立地教授沟通技巧，而是向学生教授临床方法——内容和过程的融合；将二者整合成为一门课程，由一组教师教授，包括专业的沟通教师和医生。[②] 其次，将

---

① SILVERMAN J. Teaching Clinical Communication：A Mainstream Activity or just a Minority Sport？[J]. Patient Education and Counseling，2009，76（03）：361-367.

② SILVERMAN J. Teaching Clinical Communication：A Mainstream Activity or just a Minority Sport？[J]. Patient Education and Counseling，2009，76（03）：361-367.

医患沟通培训与实践技能培养相结合。可以让实践技能教师和沟通教师协同工作，使用模拟患者来教授和评估实践技能。① 再次，将医患沟通课程与专业教学相结合。可以尝试在临床见习、实习过程中建立综合的沟通教学，并通过与专家的合作为沟通技能培训创造课程时间。在这种协调的、专门用于沟通和临床内容联合教学的课程中，学生将可以在轮转期间接受小组联合教学。② 最后，还需要将医患沟通课程与隐性课程整合，并配合评估推进相互融合。

2. 确定开设综合型医患沟通课程的主要方式

从已有实践看，开设综合型医患沟通课程主要有两种方式：第一种方式是创设一门新的医患课程。它又可以区分为完整周期开设和部分周期开设两种情况。一是完整周期开设，例如，英国布里斯托大学的"咨询和程序技能"课程在本科阶段的 5 年时间里面都开设，不同阶段不同主题，难度递进。一是部分周期开设，例如，英国剑桥大学医学院的"为患者做准备"课程，美国哈佛大学医学院"患者—医生"课程，都开设在第 1~3 学年。在进入临床后，主要在临床课程中附带教授。第二种方式是将医患沟通单元内容与专业课程融合。例如，德国莱比锡大学医学院的医患沟通课程就是如此。该校在第 2 学年将医患沟通课程融入医学心理学、医学社会学课程中讲授。在第 3 学年将其融入临床技能课程中开展。在第 4 学年，将其融合在急救和急性护理医学课程中。到第 5

---

① SILVERMAN J. Teaching Clinical Communication：A Mainstream Activity or just a Minority Sport？[J]. Patient Education and Counseling, 2009, 76（03）：361-367.

② SILVERMAN J. Teaching Clinical Communication：A Mainstream Activity or just a Minority Sport？[J]. Patient Education and Counseling, 2009, 76（03）：361-367.

学年，将课程融入老年医学课程当中。① 两种方式各有优劣，需要根据具体情况具体选择。

3. 积极吸收综合型医患沟通课程改革的有益经验

根据 Kalet A 等（2004）的调研，开发和建立一个综合型医患沟通课程需要经历以下步骤：首先，确立基准。在开发课程之前，每所学校需要对已有的沟通技能课程进行全面分析。其次，根据学院特点对课程改革存在的障碍和有利因素进行评估。最后，根据各自情况设计不同的课程开发方法，可以是实习期内嵌入式课程模式（the intraclerkship model of embedded curriculum）、交叉实习模式（cross-clerkship model）等。其基本经验在于：需要获得监管和认证机构的支持；应当建立一个基于经验证据的教学改革模式；通过协调进行课程改革；教师发展是根本基石；通过合作获得力量。② Kurtz S 等（2003）则分析了一个具体的结合案例，即通过修改《卡尔加里—剑桥指南》来实现医患沟通课程与传统的病史采集单元教学内容的结合。改进后的《卡尔加里—剑桥指南》强调了医学访谈的过程和内容，将生物医学史的"旧"内容与患者观点的"新"内容相结合。改进后的《卡尔加里—剑桥指南》明确了生物医学疾病过程和患者观点等信息，并认为二者都是病史的重要组成部分。③

---

① ZIMMERMANN A, BAERWALD C, FUCHS M, et al. The Longitudinal Communication Curriculum at Leipzig University, Medical Faculty-implementation and First Experiences [J]. GMS Journal for Medical Education, 2021, 38 (03): 1-19.

② KALET A, PUGNAIRE M P, COLE-KELLY K, et al. Teaching Communication in Clinical Clerkships: Models From the Macy Initiative in Health Communications [J]. Academic Medicine, 2004, 79 (06): 511-520.

③ KURTZ S, SILVERMAN J, BENSON J, et al. Marrying Content and Process in Clinical Method Teaching: Enhancing the Calgary-Cambridge Guides [J]. Academic Medicine, 2003, 78 (08): 802-809.

总之，对我国医患沟通课程的改革，其起始点应当是课程定位的改变，即从传统课程向能力本位课程转变。在这一过程中，可适时开发螺旋式纵向医患沟通课程，并推进跨学科专业的综合型课程。

第六章　医患沟通教学的考核评价

　　教学评价是指以教学目标为依据，通过一定的标准和手段，对教学活动及其结果进行价值上的判断，即对教学活动及其结果进行测量、分析和评定的过程。就医患沟通教育而言，作为本科课程设计的一部分，对沟通技能的评估已被医学教育者视为优先事项。通过评估，可以为学生提供在培训中进一步发展技能的标准，向学生反馈他们的表现，也使他们更加重视医患沟通技能的培养。从我国情况看，在开展医患沟通教学评价时需要加快以能力为导向的学生考试评价改革，推动教研共同体形成医患沟通教学评价共识，激励医学院校主动就医患沟通评价实施教学改革，并开发符合实际的医患沟通评价工具集。本章将围绕上述问题展开，在阐释医患沟通教学评价要素、评价工具的基础上，针对我国医患沟通教学评价现状提出改进医患沟通教学评价机制的建议。

第一节　医患沟通教学的评价要素

　　对医患沟通教育而言，教什么、如何教以及如何评估是其需要解决的关键问题。其中，如何评估又涉及多重要素，包括评估主体、评估内容、评估方式、评估原则、评估程序等。医患沟通教学评估的展开需要围绕上述要素环节进行推进，通过明确相关因素来进一步增强评估的规范性，提升评估效果。

一、医患沟通教学评价主体

"由谁来评价"是医患沟通教学评价需要解决的一个重要问题。传统意义上，教学评价的主体是任课老师，而在现代医学教育中，评价主体开始呈现出多元化特征。学生自评、生生互评，甚至由患者来进行评议的情形都经常出现。

对于学生自评，有研究指出，准确的自我评估在医疗保健专业中至关重要。临床医生应该能够客观地评估他们的表现，以确定他们未来的培训需求。自我评价将受到研究设计的质量、课程水平和研究领域的影响。[①] Curtis D A 等（2008）评估了 77 名学生的自我评估分数和老师的两次评估分数。发现老师的内部一致性为 0.77，自我评估和教师分数之间的相关性在第二次评估中有所提高，表明学生自我评估能力有所提高。[②] Lundquist L M 等（2013）进行了一项调查，让 411 名同学在个人口头评估和小组口头评估之后，立即使用与教师相同的评分标准对交流技能进行自我评估，然后将学生的自我评估与教师对学生沟通技能的评价进行比较。结果发

---

① TAYLOR C L, GREY N, SATTERTHWAITE J D. Assessing the Clinical Skills of Dental Students: A Review of the Literature [J]. Journal of Education and Learning, 2013, 2 (01): 20-31.

② CURTIS D A, LIND S L, DELLINGES M, et al. Dental Students' Self-Assessment of Pre-clinical Examinations [J]. Journal of Dental Education, 2008, 72 (03): 265-277.

现，教师对学生的评价分数明显高于学生的自我评价，因此，建议在课程中应更多地帮助学生提高其对沟通技能的信心。[1] Lanning S K 等（2011）开展了一项旨在探讨学生、教师评估相关性的调查。由学生本人、14 名学生导师和 8 名教师对 82 名学生的医患沟通技能进行评估。结果发现，学生互评的平均评估分数和标准误差高于自我评估，也略高于学生导师和教师的评价。调查的价值意义在于，可以为学生提供不同的、有价值的反馈。[2]

对于同伴互评，Taylor C L 等（2013）指出，同伴互评是一种评价机制，在这种机制中，个人将对具有相似地位的同伴进行评估，主要评价对象包括产品和学习成果的数量、质量、水平等。同伴互评的优点在于，可以帮助同伴之间进行思想交流和更有效的学习，提供更多的反馈，增强学生的自主性，改善沟通技能，提高批判性思维和团体责任；可以促进独立的反思性的学习，使他们在整个职业生涯中更具适应能力。当然，同伴互评的局限性也很明显。例如，评估的重要性将可能影响评价，因为在重要性增强的场合，学生可能会打更高的分数。同伴之间的友谊也会影响评价，因为学生在给朋友或竞争的同事打分时可能受到影响。而且，有时候同伴不愿意参与评价，因为担心可能会影响同伴关系；评价的学生可能在眼神接触、对材料的记忆上费更多精力，而不是对内容进行评分。同时，对性格强势的人的评估也可能因为其主导地位而影响评估。基于此，研究建议，同伴评估应该在学术小团体中进行，采取书面形式说明其评估目

[1] LUNDQUIST L M, SHOGBON A O, MOMARY K M, et al. A Comparison of Students' Self-Assessments with Faculty Evaluations of Their Communication Skills [J]. American Journal of Pharmaceutical Education, 2013, 77 (04): 1-6.

[2] LANNING S K, BRICKHOUSE T H, GUNSOLLEY J C, et al. Communication Skills Instruction: An Analysis of Self, Peer-Group, Student Instructors and Faculty Assessment [J]. Patient Education and Counseling, 2011, 83 (02): 145-151.

的，与学生一起制定标准，给予培训，并同时给出评估结果与反馈。①

由患者进行评议的情形也经常出现。Makoul G 等（2007）指出，患者评价也是一种可行的选择，并且具有较长的历史。然而，现有患者评价量表往往并不准确，制定的时间也比较久远，并且常常将沟通项目与满意度项目混在一起，让患者在一个相对较长的时间内考虑沟通问题，因此不可靠。为此，研究团队根据可靠性、有效性和可行性要求，开发并测试了一个可供患者评估人际交往和沟通技能的工具——CAT。团队邀请了38位医生和950位患者参加了现场测试，发现 CAT 是一个可靠和有效的工具。②Mackellar A 等（2007）认为，患者对学生的沟通能力提供反馈评价将是有益的。然而，目前明显缺乏有效的患者评分量表来评估药学专业学生的沟通能力，对药师与患者有效沟通的内容也缺乏基本共识。为此，团队通过前期的文献收集和小组讨论，再经过35名专业人士的两轮德菲尔调查确定了7个标准。这些标准是衡量药学专业学生沟通能力的重要指标，可以为患者评估所用。未来的工作可以运用这些指标让患者对学生的沟通技能进行评估。③

---

① TAYLOR C L, GREY N, SATTERTHWAITE J D. Assessing the Clinical Skills of Dental Students: A Review of the Literature [J]. Journal of Education and Learning, 2013, 2 (01): 20-31.

② MAKOUL G, KRUPAT E, CHANG C H. Measuring Patient Views of Physician Communication Skills: Development and Testing of the Communication Assessment Tool [J]. Patient Education and Counseling, 2007, 67 (03): 333-342.

③ MACKELLAR A, ASHCROFT D M, BELL D, et al. Identifying Criteria for the Assessment of Pharmacy Students' Communication Skills With Patients [J]. American Journal of Pharmaceutical Education, 2007, 71 (03): 50.

二、医患沟通教学评价对象

"对谁进行评价"是医患沟通教学评价需要解决的另一个重要问题。一般而言，教学评价的对象主要包括对学生发展的评定、对教师教学工作的评价以及对课程和教材的评价。从学生学习结果的评价看，既要评价知识、技能等认知领域，又要评价态度、习惯、兴趣、意志、品德及个性形成等情感领域；从教师教学工作的评价来看，既要评价教师的教学修养、教学技能，又要评价其教学活动的各个环节，特别是课堂教学质量，因为学生的学习效果更多的是由课堂教学质量决定的。

对于对学生发展的评价，Mauksch L 等（2013）对美国 7 所医学院的医患沟通选修课进行了评估。学生反馈称，选修课比他们所经历的大多数医学院的实习要好。他们在时间管理和使用沟通技巧方面的自信心得到明显提高。最有价值的课程内容是视频回顾、与真实患者的反复练习以及同行观察。① Pfeiffer C 等（1998）在 1992—1994 年对康涅狄格大学医学院 292 名毕业生进行了评估，发现学生技能的发展在不同阶段有所不同。总体上，学习技能课程后能力会提升，然后过一段时间会下降。这可能是与不重视临床期间沟通技巧培训等因素有关。② Zamani A R 等（2006）指出，沟通技巧不是医学培训中可有可无的项目，而是一项核心的临床技能。基于此，研究旨在确定对内科和传染病住院医师进行沟通技能培训是

① MAUKSCH L, FARBER S, GREER H T. Design, Dissemination, and Evaluation of an Advanced Communication Elective at Seven US Medical Schools [J]. Academic Medicine, 2013, 88 (06): 843-851.

② PFEIFFER C, MADRAY H, ARDOLINO A, et al. The Rise and Fall of Students' Skill in Obtaining a Medical History [J]. Medical Education, 1998, 32 (03): 283-288.

否能提高他们的沟通能力。13 位内科和传染病住院医师分成两组参与了这项研究。第一组首先参加沟通技巧研讨会，然后通过客观结构化临床考试评估他们的临床技能。第二组首先用客观结构化临床考试进行评估，然后再参加交流技能研讨会。结果显示，交流技巧研讨会后的第一组临床技能得分明显高于研讨会前的第二组。①

对于课程的评价，Loureiro E 等（2017）对 8 所葡萄牙医学院、1 所安哥拉医学院和 1 所莫桑比克医学院进行了 87 次访谈。结果表明，医患沟通的教学评估过程正处于起步阶段。首先，教师之间在教学和评估方法上存在差异；其次，基础和临床阶段之间医患沟通教学脱节；最后，内容和过程技能以及教师的发展不平衡。因此，建议推进课程改革、完善合作网络。② Rider E A 等（2006）开发了一个跨专业的沟通技巧评估课程。通过与课程负责人和考试主管合作，确定了统一的能力框架来教授和评估沟通技巧，并在哈佛医学院实施，取得了不错效果。为教育倡导者和其他参与设计沟通技巧评估的人提供了一个模型。③

三、医患沟通教学评价原则

"依据什么原则进行评价"在一定程度上决定了医患沟通教学评价的

① ZAMANI A R, SHAMS B, DANA S D, et al. The Effect of Communication Skill Training on Clinical Skill of Internal Medicine and Infectious Disease Residents of Isfahan University of Medical Sciences [J]. Journal of Medical Education, 2006, 8 (04): 97-102.
② LOUREIRO E, FERREIRA M A, FRESTA M, et al. Teaching and Assessment of Clinical Communication Skills: Lessons Learned From a SWOT Analysis of Portuguese Angolan and Mozambican Medical Education [J]. Porto Biomedical Journal, 2017, 2 (02): 47-58.
③ RIDER E A, HINRICHS M M, LOWN B A. A Model for Communication Skills Assessment Across the Undergraduate Curriculum [J]. Medical Teacher, 2006, 28 (05): 127-134.

客观性、有效性。库尔茨（2018）分析指出，可靠性、有效性、可接受性和可行性是展开医患沟通教学评价的基本原则。首先，可靠性是指测量的精确度和所获得分数的可重复性。评价是否以准确和可重复的方式进行衡量？是否可以区分富裕和贫困学生之间差异的一致性？分数是否可以在不同评分者、问题、案例和场合之间重复。其次，有效性是指工具的实际测量结果，与我们认为它测量的结果之间的符合程度。一个评价工具可能产生高度一致的可靠结果，但是如何知道它是我们希望衡量的属性或特性？有效性可以用各种不同的相关方式进行检查。再次，可接受性意味着让许多教育工作者参与沟通评价的程序是必不可少的，如果评估人员有实践工作经历，会使得评价体系更易接受。最后，可行性表明，财、物和人力资源是在任何评价测试中都需要考虑的，在整体活动中必须考虑可行性。在研究项目中，可行性可能会妨碍同样的评估工具被用来评估学习者在学术（或在现实生活中）环境中的进步。可行性是我们能够达到可靠性和有效性的一个限制因素。[①]

美国医学研究生教育认证委员会（Accreditation Council for Graduate Medical Education，ACGME）认为，良好的评估框架应坚持以下 7 个原则[②]：

①有效性和连贯性。一项评估的结果应该适合应用于某一特定目的，并为一系列连贯的证据予以证明。

②可重复性、可靠性或一致性。如果在类似的情况下重复评估，评估

---

① ［英］库尔茨. 医学沟通技能教与学 ［M］. 2 版. 王锦帆，译. 北京：人民卫生出版社，2018：191-195.

② https：//www. acgme. org/globalassets/pdfs/milestones/guidebooks/assessmentguidebook. pdf

的结果应该保持一致。

③相等性。同样的评估在不同的机构或测试周期进行时，会产生同等的分数或决定。

④可行性。鉴于环境和背景，评估是实际的、现实的和合理的。

⑤教育效果。该评估激励那些参加评估的人以具有教育意义的方式进行准备。

⑥催化作用。评估以一种激励所有利益相关者创造、加强和支持教育的方式提供结果和反馈；它推动未来的学习向前发展，并提高整体项目质量。

⑦可接受性。利益相关者认为评估过程和结果是可信的。

Humphris G M 等（2001）对评价系统的可靠性、有效性进行了测评。他们对利物浦医学院开设的新医学课程前 3 个年度入学学生（600 人）进行了调查，采用类内相关系数和普适性系数评估其可靠性，使用积矩相关系数检验其有效性。结果发现，利物浦沟通技能评估量表和全球模拟患者评分量表虽然还需要改进，但已初步显示出可靠性和有效性。[①]

Baig L A 等（2009）评估了国际医学毕业生沟通技能通用工具的有效性、可靠性。他们采用心理测量设计的方法，收集了 39 名学生的数据，其中 19 名男性（占 48.7%）、20 名女性（占 51.3%），平均年龄约 41 岁。结果发现，现有评价工具都有足够的可靠性和显著的相关性，在客观结构

---

① HUMPHRIS G M, KANEY S. The Liverpool Brief Assessment System for Communication Skills in the Making of Doctors [J]. Advances in Health Sciences Education, 2001, 6 (01): 69-80.

化临床考试和临床实践中，沟通检查表需要针对具体案例设计内容。①

Makoul G（2001）研究了 SEGUE 框架的用途和特点。在美国和加拿大医学院，SEGUE 框架是北美地区最广泛使用的沟通技能教学和评估根据。学生和教师对作为教学工具的 SEGUE 框架反应积极。从标准化患者临床技能评估得出的数据可知，该根据具有并发性和有效性。从普通内科医生和他们的患者之间的访问分析中也可以得出，SEGUE 框架在实际操作环境中具有有效性。结果显示，SEGUE 框架具有高度的可接受性，可以可靠地使用，有相关证据表明其具备有效性，并且适用于各种情况。②

四、医患沟通教学评价方式

"采用什么方式进行评价"也影响医患沟通教学评价的效果。库尔茨等（2018）认为，医患沟通评价的形式主要包括知识、技能或绩效评价以及其他评价形式。其中，知识测试可以评价认知因素，例如理解和欣赏使用技能的结果、理论和研究背景，甚至考虑替代策略。可以通过笔试和口试进行测试。综合性技能评价则可以用来评价医患沟通技能；还有用真实的医患沟通录像来进行考核的形式。③ Gillis A E 等（2015）指出，现存 3 种主要的医患沟通技巧评估方法，分别是行为观察表、对患者的经验调查

① BAIG L A, VIOLATO C, CRUTCHER R A. Assessing Clinical Communication Skills in Physicians: Are the Skills Context Specific or Generalizable [J]. BMC Medical Education, 2009, 9 (01): 1-7.
② MAKOUL G. The SEGUE Framework for Teaching and Assessing Communication Skills [J]. Patient Education and Counseling, 2001, 45 (01): 23-34.
③ [英] 库尔茨. 医学沟通技能教与学 [M]. 2 版. 王锦帆, 译. 北京: 人民卫生出版社, 2018: 195-199.

和口头或书面的考试。①

Smit G N 等（1996）指出，评估学生的沟通能力，需要采用不同于传统笔试的评估方法，例如模拟、视频测试和纸笔测试等。调查表明，它们有各自的优点和缺点。模拟患者是有效的，但学生基于一次模拟后的得分在普适性上并不可靠。为了获得有效的评价，至少需要进行五次以上的模拟。此外，模拟患者测试也很耗时。视频测试则是一个可靠和相当有效的工具。它有效且合理。此外，纸笔测试是可靠和非常有效的。然而，纸笔测试能在多大程度上有效地评估学生进行问题澄清性访谈的能力，仍然值得怀疑。②

Battegazzorre E 等（2020）认为，有效沟通是医疗服务提供者的一项重要技能。在医学教育中，学生的沟通技能主要通过角色扮演和标准化患者来训练。然而，它们很难标准化，而且非常耗费资源。虚拟患者则主要基于计算机互动系统，代表了一个有价值的替代方案。虚拟患者能够在真实的临床场景中扮演患者，并使学习者参与到真实的对话中。在对所选择的虚拟患者进行分类分析后，团队确定了几个需要进一步调查的领域，并为虚拟患者开发者起草了关于设计方面的实用性建议。③

---

① GILLIS A E, MORRIS M C, RIDGWAY P F. Communication Skills Assessment in the Final Postgraduate Years to Established Practice: A Systematic Review ［J］. Postgraduate Medical Journal, 2015, 91 (1071): 13-21.

② SMIT G N, MOLEN H T V D. Three Methods for the Assessment of Communication Skills ［J］. British Journal of Educational Psychology, 1996, 66 (04): 543-555.

③ BATTEGAZZORRE E, BOTTINO A, LAMBERTI F. Training Medical Communication Skills with Virtual Patients: Literature Review and Directions for Future Research ［C］// International Conference on Intelligent Technologies for Interactive Entertainment. Springer, Cham, 2020: 207-226.

第二节 医患沟通教学的评价工具

　　教学评价工具是指教学评价主体在进行教学评价时使用的评价技术，是对评价对象进行测定时所采取的方式和手段。① 随着医患沟通教学的展开，研究者们推出了一系列医患沟通教学评价工具和模型，形成了手段丰富、形式多样的评价工具集。Dielissen P 等（2011）将此归纳为《卡尔加里—剑桥指南》、卡拉马祖评估工具、哈佛交流技能表（kalamazoo assessment tool or Harvard communication skill form）、医学面试技能能力评估（medical interview skills competency evaluation, misce）、segue 框架（segue framework）等 21 种交流技能评估工具。② Härtl A 等（2015）则通过调查发现，在 39 所学校开始的 40 个学位课程中，有 31 个（占 78%）采用了客观结构化临床考试方法。③ 基于此，本节将首先介绍医患沟通教学评价工具的基本框架——客观结构化临床考试方法，然后再选取典型的医患沟通工具进行详细分析。

---

① 姜永生. 信息化教学概论［M］. 北京：中国铁道出版社，2018：307.

② DIELISSEN P, BOTTEMA B, VERDONK P, et al. Attention to Gender in Communication Skills Assessment Instruments in Medical Education: A Review［J］. Medical Education, 2011, 45（03）：239-248.

③ HÄRTL A, BACHMANN C, BLUM K, et al. Desire and Reality–teaching and Assessing Communicative Competencies in Undergraduate Medical Education in German–speaking Europe: –A Survey［J］. GMS Zeitschrift Für Medizinische Ausbildung, 2015, 32（05）：1-27.

一、医患沟通教学评价框架

客观结构化临床考试（objective structured clinical examination，OSCE）以其可靠性和有效性正成为全球医学和药学专业本科生临床技能评估的核心标准。Major D A（2005）综述①指出，1975 年，英国学者 Harden R M 最早提出了客观结构化临床检查的思路②。1981 年以后，北美的医学文献中开始出现相关研究③；1984 年以后，在欧美以外的其他地区，如尼日利亚也开始兴起相关研究。④从 20 世纪 80 年代末、90 年代初开始，客观结构化临床考试被应用于实践。1984 年，加拿大麦克马斯特大学最早对此进行了跟踪记录⑤；1988 年，澳大利亚也对客观结构化临床考试的应用做出了记录。之后，客观结构化临床考试开始在全球医学教育能力测试中发挥重要作用。

从定义看，客观结构化临床考试是一种以客观的方式评估医生和住院

① MAJOR D A. OSCEs-Seven Years on the Bandwagon：The Progress of an Objective Structured Clinical Evaluation Programme ［J］. Nurse Education Today，2005，25（6）：442-454.

② 文章指出，为了避免传统临床检查的许多缺点，需要引入结构化临床检查。在这个过程中，学生们在医院病房的一系列站台上进行轮换。在每一个站点，他们被要求执行一项程序，例如记录病史、进行身体检查的一个方面，或根据患者的问题解释实验室检查，而在下一个站点，他们必须回答他们在上一站发现的问题并做出解释。HARDEN R M，STEVENSON M，DOWNIE W W，et al. Assessment of Clinical Competence Using Objective Structured Examination ［J］. Br Med J，1975，1（5955）：447-451.

③ NEWBLE D I，HOARE J，ELMSLIE R G. The Validity and Reliability of a New Examination of the Clinical Competence of Medical Students ［J］. Medical Education，1981，15（01）：46-52.

④ ADEYEMI S D，OMO-DARE P，RAO C R. A Comparative Study of the Traditional Long Case with the Objective Structured Clinical Examination in Lagos，Nigeria ［J］. Medical Education，1984，18（02）：106-109.

⑤ ROSS M，CARROLL G，KNIGHT J，et al. Using the OSCE to Measure Clinical Skills Performance in Nursing ［J］. Journal of Advanced Nursing，1988，13（01）：45-56.

医师临床能力的考核方法，即在模拟临床场景下，使用模型、标准化患者甚至真实患者来测试医学生的临床能力，同时它也是一种知识、技能和态度并重的综合能力评估方法。①

从具体组织形式看，客观结构化临床考试的要点主要有3个②：

首先，精心设计轮转的考站。例如，国际医学教育组织在中国组织的"全球医学教育最基本要求"评估客观结构化临床考试部分共计有15个考站，其中有5个SP长考站、5个SP短考站、5个非SP考站。考试时，学生先进行长考站考试，再进行短考站考试，最后完成非SP考站。

其次，考站的设计主要基于能力考核需要。每种临床能力的测试可以在一个或多个考站进行。在考察临床能力的同时，观察学生的沟通能力及职业素养。例如，给定案情为：患者40岁，因上腹痛5年，加重1个月，黑便两天，化验有"贫血"，由社区医院转来急诊。生命体征为：T37℃；P 80次/分；R16次/分；BP 90/60mmHg（12/9 KPa）。布置的检查任务为：（15分钟内完成1~3条）①进行重点问诊（包括主要和相关病史）；②进行重点体格检查（不必重复检查生命体征）；③与患者讨论初步诊断和进一步诊疗计划。

最后，在考站中由考官或SP使用检核表（或等级量表）给学生打分。例如，对问诊综合表现，包括收集资料的技巧、交流的技巧、医患关系等从1至5分进行评分。

客观结构化临床考试已被广泛应用于医患沟通教学评价。2014年，英

---

① 张勤，涂文记. 客观结构化临床考试理论与实践手册：基于北京协和医学院的经验[M]. 北京：中国协和医科大学出版社，2018：5.

② 张勤，涂文记. 客观结构化临床考试理论与实践手册：基于北京协和医学院的经验[M]. 北京：中国协和医科大学出版社，2018：7-22.

国本科医学教育临床交流委员会曾经对英国医学教育中临床交流评估进行了全国性调查。调查发现，客观结构化临床考试是英国医学院最常用的评估临床交流的方法，占比达到53%。80%的客观结构化临床考试使用模拟患者或演员，20%使用真实患者。74%的考官为卫生专业人员，63%的考官是医患沟通领域内专家，11%的考官是模拟患者，5%的考官是非卫生专业沟通导师。在74%的客观结构化临床考试中，评估工具综合了核对表和总体评分表。学生每一年所经历的客观结构化临床考试类型评估的数量水平相当，大约为两次，但在第五年略有上升，达到 2.9 ± 0.29 次。①

Cömert M 等（2016）指出，客观结构化临床考试是评估医患沟通技巧的适当方法。为此，他们检索了 Embase、Psycinfo、PubMed3 个数据库，对沟通技能评估量表的心理测量特性进行了分析。结果发现，8 个评分量表的心理测量质量处于中位值。② Park S G 等（2018）认为，非语言沟通可能是影响客观结构化临床考试中患者和医学生之间有效沟通的一个关键因素，但它尚未被深入研究。基于此，研究对 68 份常规检查视频记录编制了一份非语言沟通检查表，包括静默状态下的 7 个非语言因素和对话时的 4 个非语言因素，每个因素得 1 分。对病史采集、医患互动、静默状态和非语言因素的得分进行了比较，并评估了相关性。结果显示，学生在面部表情、语速和音量方面符合要求，语音语调匹配较为充分，并且很少或没有不必要的沉默。因此建议，在客观结构化临床考试中，非语言因素可

---

① LAIDLAW A, SALISBURY H, DOHERTY E M, et al. National Survey of Clinical Communication Assessment in Medical Education in the United Kingdom (UK) [J]. BMC Medical Education, 2014, 14 (01)：1-7.

② CÖMERT M, ZILL J M, CHRISTALLE E, et al. Assessing Communication Skills of Medical Students in Objective Structured Clinical Examinations (OSCE)：A Systematic Review of Rating Scales [J]. Plos One, 2016, 11 (03)：1-15.

能比静默状态对医患互动的影响更大。教师应该帮助学生为正确使用非语言因素和静默状态更好地做准备。①

二、医患沟通教学评价具体工具

Boon H 等（1998）曾经对 1986—1996 年期间出现的医患沟通评估工具进行总结回顾，分析了亚利桑那州临床访谈评分法、《卡尔加里—剑桥指南》、哈佛交流技能表、SEGUE 框架等 16 种医患沟通教学评价工具，并认为这些工具是必要的。② 在此，将选择其中 3 种典型的医患沟通评价工具进行论述分析。

（一）SEGUE 框架

一项对美国、加拿大医学院的调查表明，SEGUE 框架是北美最广泛使用的沟通技能教学和评估框架。③ 1994 年，SEGUE 框架被美国西北大学医学院用于临床技能评估。2000 年，美国医学研究生教育认证委员会（Accreditation Council for Graduate Medical Education，ACGME）将 SEGUE 框架纳入评估工具箱。④ 2001 年，Makoul G 发表了系统性介绍 SEGUE 框架的论文——《沟通技能教学和评估的 SEGUE 框架》（*The Segue Framework*

① PARK S G, PARK K H. Correlation Between Nonverbal Communication and Objective Structured Clinical Examination Score in Medical Students [J]. Korean Journal of Medical Education, 2018, 30 (03): 199-208.

② BOON H, STEWART M. Patient-physician Communication Assessment Instruments: 1986 to 1996 in Review [J]. Patient Education and Counseling, 1998, 35 (03): 161-176.

③ MAKOUL G. The SEGUE Framework for Teaching and Assessing Communication Skills [J]. Patient Education and Counseling, 2001, 45 (01): 23-34.

④ SKILLINGS J L, PORCERELLI J H, MARKOVA T. Contextualizing SEGUE: Evaluating Residents' Communication Skills Within the Framework of a Structured Medical Interview [J]. Journal of Graduate Medical Education, 2010, 2 (01): 102-107.

For Teaching and Assessing Communication Skills）。① 之后，SEGUE 框架被广泛应用于医患沟通教育评估领域。

从字面上看，"SEGUE"是指"设置舞台"（set the stage）、"获取信息"（elicit information）、"提供信息"（give information）、"理解患者观点"（understand the patient's）和"结束会谈"（end the encounter）。② 它对应着医疗接触的一般过程：从开始到结束，从问题到解决方案。③ Makoul G 则指出，SEGUE 框架是一份医疗沟通任务的清单，旨在促进沟通技能的教学、评估和研究。这份清单采用了实数量表，即选择"是"或者"否"，让参与者和观察者能够评价医生或者医学生是否完成了关键的沟通任务（见表6-1）。

表6-1 医患沟通技能量表④

学生姓名_____ 班级_____ 学号_____

准备	是	否
1. 有礼貌地称呼患者		
2. 说明此次问诊的理由（了解情况/进一步诊断治疗/汇报上级医师）		
3. 介绍问诊和查体的过程（如问诊的内容、先后顺序等）		
4. 建立个人信任关系（如适当地做自我介绍/讨论一些目前疾病以外的话题）		
5. 保护患者隐私（如关门等）/尊重患者的选择权或隐私权		
信息收集		

① MAKOUL G. The SEGUE Framework for Teaching and Assessing Communication Skills [J]. Patient Education and Counseling, 2001, 45 (01): 23-34.
② SKILLINGS J L, PORCERELLI J H, MARKOVA T. Contextualizing SEGUE: Evaluating Residents' Communication Skills Within the Framework of a Structured Medical Interview [J]. Journal of Graduate Medical Education, 2010, 2 (01): 102-107.
③ MAKOUL G. The SEGUE Framework for Teaching and Assessing Communication Skills [J]. Patient Education and Counseling, 2001, 45 (01): 23-34.
④ 周桂桐. 医患沟通技能 [M]. 2版. 北京：中国中医药出版社, 2017：148.

准备	是	否
6. 让患者讲述对其健康问题/疾病发展过程的看法		
7. 系统询问影响疾病的物理/生理因素		
8. 系统询问影响疾病的社会、心理/情感因素（如生活水平、社会关系、生活压力等）		
9. 与患者讨论既往治理经历（如自我保健措施、近期就诊情况、以前接收的其他医疗服务等）		
10. 与患者讨论目前疾病对其生活的影响（如生活质量）		
11. 与患者讨论健康的生活方式/疾病预防措施（如疾病危险因素）		
12. 避免诱导性提问/命令式提问		
13. 给患者说话的时间和机会（如不轻易打断患者的讲话）/无尴尬停顿		
14. 用心倾听（如面朝患者、肯定性的语言、非语言的意见反馈等）		
15. 核实澄清所获得的信息（如复述、询问具体的数量）		
信息给予		
16. 解释诊断性操作的理论依据（如体格检查、实验室检查等）		
17. 告诉患者目前身体状况（如体格检查/实验室检查的结果、解剖学异常/诊断的结果）		
18. 鼓励患者提问或核实自己的理解/安慰、鼓励患者		
19. 根据患者的理解能力适当调整语速、声音，避免使用专业术语		
理解患者		
20. 认同患者所付出的努力/所取得的成就/所需要克服的困难（如感谢患者的配合）		
21. 体察患者的暗示/配合默契		
22. 表达关心、关注、移情/使患者感到温暖或树立信心		
23. 始终保持尊重的语气		
结束问诊		

续表

准备	是	否
24. 询问患者是否还有其他问题需要探讨		
25. 进一步说明接下来的诊疗方案		
总体评价		
评语		

日期_____   专家_____

资料来源：Makoul G. The SEGUE Framework for Teaching and Assessing Communication Skills[①]

从作用上看，SEGUE 框架能够发挥多种功能：首先，SEGUE 框架可以作为教学工具。在实践中，美国西北大学医学院将其列入"患者、医生和社会"课程中，从第 1 学年的第 5 周开始，持续 12 周。课程在回顾了人际沟通的基本概念、探索了患者的世界并阐述了医生和患者角色目标以后，开始每周学习 SEGUE 框架的一部分，即首先是 S，然后是 SE，再然后是 SEG，等等。这样一来，各周的内容就相互关联。额外几周的练习则让学生们将所学知识应用于戒烟咨询、营养咨询和其他复杂情况。其次，SEGUE 框架可以作为评估工具。自 1994 年以来，美国西北大学医学院每年都进行临床技能评估。在医学院二年级课程结束时，所有西北大学学生都需要参加临床技能评估。一般来说，学生会被要求与 SP 交谈，并进行重点体检。完成这些后，他们离开房间并记录。访问结束后，SP 立即使用计算机输入学生在 SEGUE 框架和其他评估项目如体检中的表现。最后，SEGUE 框架可以作为研究工具。模拟或实际的医疗接触记录常常可以作为医学交流研究的原始数据。

Makoul G（2001）指出，在西北大学医学院运行的 7 年时间里

---

① 周桂桐. 医患沟通技能［M］. 2 版. 北京：中国中医药出版社，2017：148.

（1994—2001 年），总共收集了 1200 多名医学生和 30 个教学单位对 SEGUE 框架的评价。结果显示，SEGUE 框架是教授沟通技巧的有价值工具。[①] Skillings J L 等（2010）认为，SEGUE 框架是一个检查表式的评分表，用于促进医学学习者沟通技能的教学和评估。它已经被使用了 15 年，并被推荐到医学研究生教育认证委员会住院医师培训评估方法工具箱中。它的优势在于，良好的内部一致性、可靠性、易于使用，并与《卡拉马祖共识声明》一致。然而，该框架也有一个明显的劣势。已经有一些实证研究表明，使用二元反应量表（是/否）的工具，如 SEGUE 框架，不能有效地测量医学面试技巧的差异。[②]

（二）《卡尔加里—剑桥指南》

《卡尔加里—剑桥指南》是英联邦国家较为流行的临床沟通技巧教学和培训方法。从 1978 年起，加拿大卡尔加里大学医学院开始将指南的早期版本运用于医学本科医患沟通课程。[③] 之后，该指南被引入到英国全科注册医生培训及东安格利亚地区辅导员教学中，并通过这一过程得到完善。[④] 1998 年，《卡尔加里—剑桥指南》正式出版，2003 年又开发了新的增强版《卡尔加里—剑桥指南》。现在，许多组织在各种层次的医疗教育

[①] MAKOUL G. The SEGUE Framework for Teaching and Assessing Communication Skills ［J］. Patient Education and Counseling, 2001, 45（01）：23-34.

[②] SKILLINGS J L, PORCERELLI J H, MARKOVA T. Contextualizing SEGUE：Evaluating Residents' Communication Skills Within the Framework of a Structured Medical Interview ［J］. Journal of Graduate Medical Education, 2010, 2（01）：102-107.

[③] KURTZ S M, SILVERMAN J D. The Calgary-Cambridge Referenced Observation Guides：An Aid to Defining the Curriculum and Organizing the Teaching in Communication Training Programmes ［J］. Medical Education, 1996, 30（02）：83-89.

[④] KURTZ S M, SILVERMAN J D. The Calgary-Cambridge Referenced Observation Guides：An Aid to Defining the Curriculum and Organizing the Teaching in Communication Training Programmes ［J］. Medical Education, 1996, 30（02）：83-89.

中都将该指南作为沟通技巧训练项目的基础。在一些发达国家如美国、加拿大、英国、德国、法国、澳大利亚等，发展中国家如南非、阿根廷、巴西、智利等，都将该指南作为主要的教学资源、评价手段或者研究工具。①

从概念定义来看，对《卡尔加里—剑桥指南》的界定基本趋于一致。例如，Iversen E D 等（2020）认为，《卡尔加里—剑桥指南》是一种众所周知的临床沟通技巧教学和培训方法。② Englar R E 等（2016）认为，《卡尔加里—剑桥指南》是基于循证方法开发，通过明确 71 种沟通技巧目标而构建的医学模式。③ Kurtz S M 等（1996）则认为，《卡尔加里—剑桥指南》是一个实用的教学工具，它构成了医患沟通课程的基础，并为各层级的参与者（包括课程负责人、学习者等）提供帮助。④ 从内容上看，《卡尔加里—剑桥指南》主要由三部分构成：一是框架图（见图 6-2）；二是包含 71 项沟通技能目标的列表；三是医学访谈指南。⑤ 从意义上看，《卡尔加里—剑桥指南》有助于对医患沟通技能进行界定；可以作为综合课程的基础，提供清晰的课程学习目标；可以提供简明易懂的内容概要，作为辅助记忆或者记录工具在日常教学过程中被使用；可以帮助交流项目的组

---

① [英] 乔纳森·西尔弗曼，[加] 苏珊·库尔茨，[英] 朱丽叶·德雷珀. 医患沟通技巧 [M]. 3 版. 杨雪松，译. 北京：中国科学技术出版社，2018：14.

② IVERSEN E D, WOLDERSLUND M O, KOFOED P E, et al. Codebook for Rating Clinical Communication Skills Based on the Calgary-Cambridge Guide [J]. BMC Medical Education, 2020, 20 (01)：1-9.

③ ENGLAR R E, WILLIAMS M, WEINGAND K. Applicability of the Calgary-Cambridge Guide to Dog and Cat Owners for Teaching Veterinary Clinical Communications [J]. Journal of Veterinary Medical Education, 2016, 43 (02)：143-169.

④ KURTZ S M, SILVERMAN J D. The Calgary-Cambridge Referenced Observation Guides：An Aid to Defining the Curriculum and Organizing the Teaching in Communication Training Programmes [J]. Medical Education, 1996, 30 (02)：83-89.

⑤ [英] 乔纳森·西尔弗曼，[加] 苏珊·库尔茨，[英] 朱丽叶·德雷珀. 医患沟通技巧 [M]. 3 版. 杨雪松，译. 北京：中国科学技术出版社，2018：14.

织者，为培训项目的实施奠定坚实基础。同时，该指南提供了一种方法，可以为沟通项目中所需要的教学创造一致性和连贯性；通过全面阐述基本的沟通技巧，该指南为各级培训（包括本科、研究生和继续医学教育）提供了一个共同的沟通方案。①

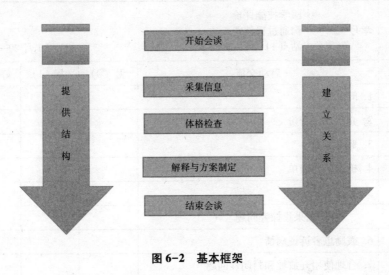

图 6-2　基本框架

资料来源：《医患沟通技巧》②

最初，《卡尔加里—剑桥指南》主要作为教学过程中的观察指南，后续发展成为评估学生医患沟通能力发展的评估工具，并在 2001 年获得《卡拉马祖共识声明》的认可。③ 库尔茨（2018）针对标准化患者客观结

① KURTZ S M, SILVERMAN J D. The Calgary-Cambridge Referenced Observation Guides：An Aid to Defining the Curriculum and Organizing the Teaching in Communication Training Programmes ［J］. Medical Education, 1996, 30（02）：83-89.

② ［英］乔纳森·西尔弗曼，［加］苏珊·库尔茨，［英］朱丽叶·德雷珀. 医患沟通技巧［M］. 3 版. 杨雪松，译. 北京：中国科学技术出版社，2018：16.

③ ENGLAR R E, WILLIAMS M, WEINGAND K. Applicability of the Calgary-Cambridge Guide to Dog and Cat Owners for Teaching Veterinary Clinical Communications ［J］. Journal of Veterinary Medical Education, 2016, 43（02）：143-169.

构化临床考试列出了医学技能评价清单，包含了卡尔加里病史采集评价中提到的所有过程技能。①

表 6-3　医患沟通技能评价表

站 点 名	学号	医学技能评价 沟通过程技能 站点 11			2004 年 1 月 29—30 日
评语		启动交流	无（0）	中（1）	好（2）
	1. 问候患者				
	2. 介绍自己身份				
	3. 尊重患者				
	4. 确认问题清单				
	5. 商讨安排				
		信息采集探究问题			
	6. 鼓励患者诉说病情				
	7. 合理使用开放性和封闭性问题				
	8. 专心聆听				
	9. 用语言和非语言方式鼓励患者做出回应				
	10. 提问和评论简单易懂				
	11. 对患者的叙述做出解释				
	12. 约定日期				
		了解患者的观点			
	13. 了解患者对病因的看法				
	14. 探寻患者对病情的担忧				
	15. 鼓励患者表达情绪				
	16. 理解并回应患者的语言和非语言暗示				

---

① ［英］库尔茨. 医学沟通技能教与学［M］. 2 版. 王锦帆，译. 北京：人民卫生出版社，2018：191-195.

续表

谈话有条理			
17. 每结束一个问题，做出总结			
18. 进入下一个问题时使用指示语			
19. 谈话有逻辑			
20. 注意用时			
建立联系			
21. 使用得当的非语言行为			
22. 阅读和书写材料时，不干扰对话			
23. 不做主观判断			
24. 同情并支持患者			
25. 自信			
结束对话			
26. 鼓励患者讨论			
27. 结束对话前简短总结			
28. 和患者约定后续事宜			
总结评价： □不满意 □较满意 □满意 （本栏仅反映考官的总体印象——不作为考试最终成绩）			

资料来源：《医学沟通技能教与学》①

　　从作为评价工具的效果看，Kurtz S M 等（1996）指出，该指南本身就为学习者定义了课程目标、课程内容，在有认证要求时为评估提供了纲要，可以作为自我评估、同伴评估和正式评估或认证评估的基础。② Simmenroth-Nayda A 等（2014）使用该指南的翻译版本，让来自全科医学部

① ［英］库尔茨. 医学沟通技能教与学［M］. 2 版. 王锦帆，译. 北京：人民卫生出版社 2018：245.

② KURTZ S M, SILVERMAN J D. The Calgary-Cambridge Referenced Observation Guides：An Aid to Defining the Curriculum and Organizing the Teaching in Communication Training Programmes［J］. Medical Education，1996，30（02）：83-89.

的 30 名成员对学生与模拟患者之间的五段视频进行了两次评分。第一轮和第二轮评估视频的评分为 0.75（p<0.0001）。各项目组内相关系数为中等，范围在 0.05 至 0.57 之间。结果显示，大多数项目的合理分数分布没有上下限效应，该指南具备良好的测试—复验可靠性和建构效度，可以将其作为评估本科医学生沟通技能的工具。不过，应在事先当对评价者进行指导。[1] Iversen E D 等（2020）指出，随着该指南的推广应用，许多基于《卡尔加里—剑桥指南》的评估工具被开发出来，这些工具在项目数量、反应量表、设置和评估目标方面有所不同。例如，有些工具使用了 3 个项目，有些工具没有对磋商开始和结束项目进行评价，还有一些工具可以用于客观结构化临床检查，其他工具则被开发用于评估沟通的音频或视频，并且这些工具已在不同国家使用。[2]

（三）《卡拉马祖基本要素沟通检查表》

1999 年，美国和加拿大的 21 位医学教育专家在密歇根州卡拉马祖市召开医学教育生理—患者交流会议，就如何促进医患沟通教学、评估进行了深入交流。通过开放式的、反复研讨，专家们将感兴趣的主题集中在医患沟通基本要素上，试图从 3 个方面达成共识：①就临床环境中有效沟通的要素"短清单"达成共识；②提供沟通技能的现实事例，对许可机构、医学院和住院医师认证组织以及各级医学教育项目提供帮助；③确保结论

①　SIMMENROTH-NAYDA A, HEINEMANN S, NOLTE C, et al. Psychometric Properties of the Calgary Cambridge Guides to Assess Communication Skills of Undergraduate Medical Students [J]. International Journal of Medical Education, 2014, (05): 212.

②　IVERSEN E D, WOLDERSLUND M O, KOFOED P E, et al. Codebook for Rating Clinical Communication Skills Based on the Calgary-Cambridge Guide [J]. BMC Medical Education, 2020, 20 (01): 1-9.

基于实践证据得出，适合教学、评价。[①] 最终，医学专家们就医患沟通的基本要素达成了共识，发布了《卡拉马祖共识声明》。之后，《卡拉马祖Ⅱ》报告和《卡拉马祖Ⅲ》报告相继出台，并被广泛应用于本科生、研究生和其他医学教育项目中。

从内容上看，卡拉马祖基本要素沟通清单明确了有效医患沟通的7个基本要素，并为每个要素规定了具体的技能能力，以促进沟通技能教学和评估。到目前为止，已经发布了3个卡拉马祖共识声明评估工具/检查表，分别是：

①《卡拉马祖基本要素沟通检查表》（*Kalamazoo Essential Elements Communication Checklist*）；

②《卡拉马祖基本要素沟通检查表（修订）》（*Kalamazoo Essential Elements Communication Checklist-Adapted*）；

③《卡拉马祖沟通技能评估表》（*Gap-Kalamazoo Communication Skills Assessment Form*）。

《卡拉马祖基本要素沟通检查表》确定了临床交流的基本框架，列举出七个关键因素，分别是建立关系、展开讨论、收集信息、理解患者观点、分享信息、达成协议和结束会谈。这个框架为医患沟通教学、评估提供了连贯性，为制定该领域标准提供了借鉴参考。此外，框架体现了不同领域专家的合作共识，可以根据不同专业、环境和健康问题的需要进行相应调整，有助于提高医患沟通效果，提升医患满意度，改善患者健康状

---

① MAKOUL G. Essential Elements of Communication in Medical Encounters：The Kalamazoo Consensus Statement［J］. Academic Medicine，2001，76（04）：390-393.

况。①《卡拉马祖基本要素沟通检查表（修订）》则提出了具体评估医患沟通技能的方法，包括直接观察真实患者，由标准化患者进行评分，对视频或录音互动进行评分，患者调查以及知识、技能、态度考核等。②《卡拉马祖沟通技能评估表》则使用《卡拉马祖共识声明》的框架和360度评估模型开发了带有差距分析的多主体评判方法，并研究了这种方法在跨学科、基于模拟的沟通技能项目中的应用。报告认为，这一方法可应用于评估沟通技能和自我洞察力，并鼓励学习者自我反思。它保留了《卡拉马祖共识》最初规定的7项能力，然后增加了两个额外维度：表现出同理心和传达准确的信息。同时，评估表使用了利克特量表、必选项和自由文本字段（free-text fields）等方法，使得评估能够为沟通提供绝对值和相对值，并提示需要改进的领域。③

具体来看，《卡拉马祖沟通技能评估表》主要由9部分构成，通过利克特量表（1~5分）计分，并附带了4个问题④（见表6-2）。

---

① MAKOUL G. Essential Elements of Communication in Medical Encounters：The Kalamazoo Consensus Statement［J］. Academic Medicine, 2001, 76 (04)：390-393.

② JOYCE B L, STEENBERGH T, SCHER E. Use of the Kalamazoo Essential Elements Communication Checklist (adapted) in an Institutional Interpersonal and Communication Skills Curriculum［J］. Journal of Graduate Medical Education, 2010, 2 (02)：165-169.

③ 资料来源于《卡拉马祖沟通技能评估表》。https：//hsrc. himmelfarb. gwu. edu>cgi>viewcontent

④ 附带的4个问题为：①这位临床医生在哪些方面做得最好？（请选择3个选项）：建立关系、引发讨论、收集信息、理解患者和家属观点、分享信息、达成协议、结束对话、表现出同理心、传达准确的信息。②你为什么选择这些答案？③这位临床医生在哪些方面可以改进？（请选出3个选项）：建立关系、引发讨论、收集信息、理解患者和家属的观点、分享信息、达成协议、结束对话、表现出同理心、传达准确的信息。④他们可以做得更好吗？

表6-2 卡拉马祖沟通技能评估表

临床医生/教师

	不合格 (1分)	一般 (2分)	较好 (3分)	良好 (4分)	优秀 (5分)
A. 建立关系，包括以下内容：					
• 对患者及其家属表示问候和关注 • 在整个访谈过程中，使用关心的语言 • 使用关心的语气、节奏、眼神和姿态 • 对患者和家属的想法、感受做出明确回应					
B. 开启讨论，包括以下内容：					
• 允许患者及其家属不受干扰地完成开场陈述 • 询问"还有什么事吗?"以引出全部的关注点 • 解释或协商访问的议程					
C. 收集信息，包括以下内容：					
• 使用开放性的语言回答患者和家属的陈述 • 必要时用更具体或"是/否"的回答澄清细节 • 总结并给家属纠正或补充信息的机会 • 有效过渡到其他问题					
D. 理解患者和家属的观点，包括以下内容：					
• 询问可能影响健康的生活事件、环境和其他情况 • 征求患者和家属对疾病治疗的信念、关注和期望					
E. 正确分享信息，包括以下内容：					

续表

	不合格 (1分)	一般 (2分)	较好 (3分)	良好 (4分)	优秀 (5分)
• 评估患者和家属对问题的理解以及对更多信息的渴望 • 用家属能够理解的语言进行解释 • 询问家属是否有任何问题					
F. 达成协议，包括以下内容：					
• 在家属希望的范围内，让他们参与选择和决定 • 检查对诊断或治疗计划的认识理解 • 询问诊断或治疗计划的可接受性 • 确定额外资源					
G. 结束对话，包括以下内容：					
• 询问患者和家属是否有担忧或其他问题 • 总结 • 阐明今后再次讨论进展的时间 • 如果出现临时问题，提供适当的联系信息 • 向患者和家属致谢，并结束访谈					
H. 表现出同理心，包括以下内容：					
• 临床医生的举止与谈话的性质相适应 • 表现出同情心和关心 • 识别、标记、验证患者和家属的情绪反应 • 对患者和家属的情绪暗示做出适当的反应					
I. 准确的信息沟通，包括以下内容：					

续表

	不合格 (1分)	一般 (2分)	较好 (3分)	良好 (4分)	优秀 (5分)
• 准确地表达患者病情的相对严重性 • 考虑到其他参与诊断的临床医生意见 • 清楚地传达疾病的预期发展过程 • 清楚地介绍和解释未来护理的选择 • 给予足够明确的信息，使其能够做出决定					

从评估效果看，Joyce B L 等（2010）指出，《卡拉马祖沟通技能评估表》具有很高的内部一致性，原始七维度的克隆巴赫系数为 0.840，扩展后九维度的克隆巴赫系数为 0.870。此数据显示出，扩展后的九维度对"一对一"测量结构有贡献。此外，教师完成九维度评估的平均时间为 7 分钟，表明这个工具对教师来说是可行的。总之，《卡拉马祖沟通技能评估表》提供了一个对用户友好的沟通工具，可以由不同的评价者快速、准确地完成；将卡拉马祖共识声明中的概念框架与九维度结合起来，可以推进医患沟通课程教学和评估。[①] Peterson E B 等（2014）指出，随着人们对良好沟通技巧和沟通技巧教育重要性认识的提高，可靠的评估工具变得尤为重要。为此，团队基于《卡拉马祖沟通技能评估表》这一评估工具对 118 个模拟对话进行了打分，通过计算克隆巴赫系数和类内相关系数，对评估工具的内部一致性和评分者之间的可靠性进行测评。结果发现，工具表现出内部高度一致性，教师评分者的克隆巴赫系数得分为 0.844，同行观察者评分者得分系数为 0.880，说明卡拉马祖沟通技能评估表是一种可

① JOYCE B L, STEENBERGH T, SCHER E. Use of the Kalamazoo Essential Elements Communication Checklist (adapted) in an Institutional Interpersonal and Communication Skills Curriculum [J]. Journal of Graduate Medical Education, 2010, 2 (02): 165-169.

靠的方法，可以在学习环境中通过多主体评价评估学习者的沟通技能。①

第三节　我国医患沟通教学评价机制的完善

从政策层面看，在教育部《本科医学教育标准——临床医学专业（试行）》和《本科医学教育标准——中医学专业（暂行）》当中，已经对学生成绩评定做出了规定。从评估工具角度看，客观结构化临床考试已经在我国兴起，SEGUE 框架、《卡尔加里—剑桥指南》等评价工具也已经在部分高校推出。本节将借助学者调查和资料检索对我国高等医学院校医患沟通教学评价机制现状进行扫描，并在借鉴域外经验的基础上，提出构建完善评价机制的建议。

一、我国医患沟通教学评价机制的现状审视

在我国，对医学生的成绩做出客观、全面评价的要求已经被列入国家政策文件。2008 年，教育部制定出台了《本科医学教育标准——临床医学专业（试行）》，该标准第六大点就是"学生成绩评定"。其中规定，"建立学生学业成绩全过程评定体系和评定标准，积极开展考试方法的研究，应用和借鉴各种先进的考试方法，如多站的客观结构化临床考试、计算机

---

① PETERSON E B, CALHOUN A W, RIDER E A. The Reliability of a Modified Kalamazoo Consensus Statement Checklist for Assessing the Communication Skills of Multidisciplinary Clinicians in the Simulated Environment [J]. Patient Education and Counseling, 2014, 96 (03): 411-418.

模拟病例考试等"。又规定，应该"全面评价学生的知识、技能、行为、态度和分析与解决问题能力、获取知识能力及人际交流能力"。同时，"提倡进行综合考试，以鼓励学生融会贯通地学习；提倡学生自我评估，以促进学生主动学习能力的形成"。

2012 年，教育部制定出台了《本科医学教育标准——中医学专业（暂行）》，该标准也多次强调了学生成绩评定。例如，在"学业成绩评定体系"方面，该标准要求"开设中医学专业的院系应该不断开发并运用先进的考核方法如多站式客观结构化临床考试、计算机模拟病例考试、中医辨证论治综合能力考核等"；在"考试和学习的关系"方面，该标准提倡综合性考试，要求学生加强自主评估；在"考试结果分析与反馈"方面，该标准要求"开设中医学专业的院系在考试结束后必须运用教育测量学方法对考试结果进行考试分析与结果反馈，并建立相关机制使分析和反馈不断改进、提高考试质量"；在"考试管理"方面，该标准提倡"定期分析国家执业医师资格考试结果并有效提高考试质量"。

除了政策文件的规定，实践中客观结构化临床考试、SEGUE 框架、《卡尔加里—剑桥指南》等评价工具也已经在中国推出。以"SEGUE"为关键词，在中国知网上进行标题检索，可以发现 15 条结果，去除 4 条不相关结果，还有 11 篇文献。

序号	标题	作者	观点
1	CBL 教学法联合 SEGUE 量表提高儿科实习生医患沟通能力的探索	祝铃萍；黎雅婷；陈惠芹	试验组以 CBL 教学法联合 SEGUE 量表进行带教，对照组主要进行理论讲授。结果发现，CBL 教学法联合 SEGUE 量表有助于提高医学生医患沟通能力，推荐 CBL 教学模式联合 SEGUE 量表评价系统推广应用于医学生临床带教学习中[①]
2	SEGUE 量表在急诊住培医患沟通教学形成性评价中的应用研究	郭峰；王煜	以中国医科大学附属盛京医院 2017 年 9 月—2018 年 2 月在急诊基地培训的住院医师为研究对象。用 SEGUE 量表结合"问卷星"网络平台对其医患沟通能力进行形成性评价，入科初及轮转期间每月评价一次。结果显示，通过 SEGUE 量表结合问卷星网络平台，对住院医师医患沟通教学进行形成性评价，效果良好，值得在实际住培工作中推广[②]
3	基于 SEGUE 量表的门诊医生医患沟通技能评价研究	郑妍	选取武汉市三家医院的 210 例门诊医生为对象，采用《医患沟通技能评价表》（SEGUE 量表）对门诊医生进行现场观察打分，收集整理量表的得分。结果显示：对门诊医生应用 SEGUE 量表进行医患沟通技能评估能发现门诊医生的医患沟通技能状况，并有针对性地加强门诊医生医患沟通能力培养，提高医生的人文执医能力，构建和谐医患关系[③]
4	SEGUE 量表对于医学本科生临床沟通能力的调查及评价	张晨昕；刘宏斌；康明明；刘悦；赵娜	选择 2018 年 9 月—2018 年 12 月在本院进行课间实习的 120 名临床医学本科生作为研究对象，对这些学生入科时及出科时分别使用 SEGUE 量表进行临床沟通能力评价，并比较入科时及出科时这些学生的临床沟通能力。结果发现，使用 SEGUE 量表进行考核有助于对医学生临床沟通能力进行客观评定并有助于提高临床沟通能力[④]

---

① 祝铃萍，黎雅婷，陈惠芹. CBL 教学法联合 SEGUE 量表提高儿科实习生医患沟通能力的探索 [J]. 中国继续医学教育，2021，13（28）：56-60.

② 郭峰，王煜. SEGUE 量表在急诊住培医患沟通教学形成性评价中的应用研究 [J]. 中华医学教育探索杂志，2020，19（10）：1197-1201.

③ 郑妍. 基于 SEGUE 量表的门诊医生医患沟通技能评价研究 [J]. 吉林医学，2020，41（06）：1427-1429.

④ 张晨昕，刘宏斌，康明明，刘悦，赵娜. SEGUE 量表对于医学本科生临床沟通能力的调查及评价 [J]. 齐齐哈尔医学院学报，2020，41（03）：351-353.

续表

序号	标题	作者	观点
5	基于 SEGUE 量表的医学生医患沟通能力评价	杨健；宁玉文；殷进功	通过回顾既往文献、发放调查问卷，选择由美国西北医科大学编制并测试成熟的 SEGUE 量表，评价空军军医大学学生医患沟通能力的现状，探讨学生医患沟通能力培养的方式和方法①
6	基于 SEGUE 量表的医生医患沟通技能评价研究	申丽君；孙刚	于 2016 年 4—5 月在广州市某三级甲等医院选取就诊患者 320 例进行问卷调查，内容包括人口学资料、医患沟通基本问题、《医患沟通技能评价表》（SEGUE 量表）三部分，其中 SEGUE 量表包括准备阶段、信息收集、信息给予、理解患者、结束问诊五个维度共 25 个条目。结果发现，患者对医生的医患沟通技能评分偏低，尤其是准备阶段②
7	SEGUE 量表评估住院医师医患沟通能力分析	朱丹；刘丹；冯新恒；郭丽君；崔鸣	2015 年 1—6 月以及 2015 年 4—10 月先后两次对 182 名和 189 名在我院参加规范化培训的住院医师进行 SEGUE 量表评估，通过对比两次调查结果分析住院医师临床沟通能力变化。结果表明，SEGUE 量表评估对住院医师医患沟通能力有一定的提升作用，加强医患沟通培训是提升住院医师医患沟通能力的主要解决办法③
8	SEGUE 量表评价医学生的医患沟通能力	李红霞；李大旭；王健生；赵平；邹余粮	通过发放调查问卷和深入的文献回顾，选择由美国西北医科大学编制并测试成熟的 SEGUE 量表，评价本校七年制学生医患沟通能力的现状，通过评价促进医学教育管理，探讨学生医患沟通能力培养的方式和方法④

---

① 杨健，宁玉文，殷进功. 基于 SEGUE 量表的医学生医患沟通能力评价 [J]. 医学教育研究与实践，2018，26（03）：419-422.

② 申丽君，孙刚. 基于 SEGUE 量表的医生医患沟通技能评价研究 [J]. 中国全科医学，2017，20（16）：1998-2002.

③ 朱丹，刘丹，冯新恒，郭丽君，崔鸣. SEGUE 量表评估住院医师医患沟通能力分析 [J]. 中华临床医师杂志（电子版），2016，10（23）：3678-3682.

④ 李红霞，李大旭，王健生，赵平，邹余粮. SEGUE 量表评价医学生的医患沟通能力 [J]. 医院管理论坛，2016，33（01）：29-30.

续表

序号	标题	作者	观点
9	应用 SEGUE 量表评价脑血管病临床见习课中医患沟通技能培养的效果	周衡	依据医师人文医学执业技能教材结合临床实践对在脑血管病临床见习课中在校医学生进行医患沟通技能培养，并通过 SEGUE 量表对教学结果进行量化检验。结果授课后医学生 SEGUE 量表得分（17.95±3.56）高于基线得分（12.42±2.80），差异具有显著性。结果显示，人文医学理念可以提高医患沟通技能培养课程的教学效果，SEGUE 量表可以为教学效果提供有效的评价手段
10	在案例教学法中应用 SEGUE 量表进行医学生沟通能力培养的指导和评估	汪宇鹏；陈宝霞；黄静；崔鸣；高炜	对北京大学第三医院 8 名带教医师和 46 名医学生就 SEGUE 量表准备工作、信息收集、信息给予、理解患者和结束问诊五个维度 25 项内容进行问卷调查，并进行个别访谈。结果显示，SEGUE 量表与案例教学法过程一致，易学易记。同时，这也是沟通理念和方法的双重培训，意义重大，值得大力推广，使其发挥更大的作用[1]
11	用 SEGUE 量表对医学生医患沟通技能评价的研究	李娟	研究的结论：①SEGUE 量表可以用来评价我国医学生的医患沟通技能，其具有非常高的信效度。②总体上，医学生与患者沟通的态度上是积极的，但在信息反馈上和关心患者上不娴熟。③我校医学生沟通能力不高（特别是信息给予方面），明显低于美国高校学生的水平，有必要引起足够的重视和加强医患沟通技能的培养。④具备"建立良好个人信任关系"能力的学生沟通技能明显的比不具备这项能力学生沟通技能好。⑤与"建立良好个人信任关系"能力关系最为密切的是"表达关心、关注、移情"，其次是主动倾听[2]

《卡尔加里—剑桥指南》等评价工具在中国部分高校也被采纳。以"卡尔加里—剑桥"为关键词，在中国知网上进行标题检索，可以发现 5 条结果，具体如下：

---

① 汪宇鹏，陈宝霞，黄静，崔鸣；高炜. 在案例教学法中应用 SEGUE 量表进行医学生沟通能力培养的指导和评估 [J]. 继续医学教育，2015，29（02）：17-19.

② 李娟. 用 SEGUE 量表对医学生医患沟通技能评价的研究 [D]. 沈阳：中国医科大学，2008.

序号	标题	作者	观点
1	《卡尔加里—剑桥指南》在传染病医患沟通教学中的应用研究	王彦丽；马佳鹏；邓宝成；刘沛	抽取我院2018年1—10月规培实习医生106名，随机分为传统沟通组（52名），给予常规医疗沟通培训；《卡尔加里—剑桥指南》沟通组（54名），接受《卡尔加里—剑桥指南》沟通技巧培训。对实习医生进行问诊技能评分及问卷调查，对医患沟通情况进行比较和评价。结果两组实习医生比较，《卡尔加里—剑桥指南》沟通组在考核成绩、患者满意度、患者配合度、与患者有效沟通、建立临床思维方面均优于传统沟通组。结论应用《卡尔加里—剑桥指南》能有效提高传染病医患沟通效果[①]
2	《卡尔加里—剑桥指南》联合案例教学在《社区护理学》课程中的应用价值	辛洪玉	在《社区护理学》课程讲解时分别采用《卡尔加里—剑桥指南》联合案例教学及传统教学法。比较两组成绩和实践表现评分。结果显示，《卡尔加里—剑桥指南》联合案例教学在《社区护理学》课程教学中，针对性强，能够增强学生的沟通技巧，具有可行性[②]
3	《卡尔加里—剑桥指南》联合LCSAS量表在医学生医患沟通技能培训中的应用	朱文叶；李敏；罗壮；孙士波；汪矗	将纳入对象分为教改组和传统组，教改组采用《卡尔加里—剑桥指南》联合利物浦医生沟通能力评价量表的教学模式，传统组采用传统教学模式。结果显示，与传统教学法相比，《卡尔加里—剑桥指南》联合利物浦医生沟通能力评价量表的教学模式能更好地提高医学研究生住院医师的医患沟通能力[③]

---

① 王彦丽，马佳鹏，邓宝成，刘沛.《卡尔加里—剑桥指南》在传染病医患沟通教学中的应用研究［J］. 继续医学教育，2020，34（12）：49-51.
② 辛洪玉.《卡尔加里—剑桥指南》联合案例教学在《社区护理学》课程中的应用价值［J］. 中国基层医药，2019，26（14）：1773-1775.
③ 朱文叶，李敏，罗壮，孙士波，汪矗.《卡尔加里—剑桥指南》联合LCSAS量表在医学生医患沟通技能培训中的应用［J］. 继续医学教育，2019，33（05）：32-34.

续表

序号	标题	作者	观点
4	《卡尔加里—剑桥指南》在医患沟通技能教学中的应用	吴曦；陈剑春；刘建民	介绍了《卡尔加里—剑桥指南》诞生的背景、原理和过程，并结合临床沟通能力教学实践，阐述了如何使用这一指南进行医患沟通技能的评价与培养。同时，提出了我国临床医学学生使用《卡尔加里—剑桥指南》不断提高医患沟通技能的发展模式[①]
5	《卡尔加里—剑桥指南》在急诊科护生沟通技巧培训中的应用	张丽华；阮满真；李华；向莉；冯霞	将63名急诊科实习护生按入科实习时间分为观察组（32人）和对照组（31人），观察组接受《卡尔加里—剑桥指南》进行沟通技巧的培训，对照组接受常规沟通指导；采用护患沟通满意度调查问卷A、B卷调查两组护生所服务的患者和两组护生的沟通满意度情况。结果显示，该指南可有效提高急诊患者及实习护生对沟通过程的满意度[②]

二、我国医患沟通教学评价机制的改进建议

通过上述分析可以发现，在医患沟通教学评价方面，《本科医学教育标准——临床医学专业（试行）》和《本科医学教育标准——中医学专业（暂行）》都对"学生成绩评定"做出了规定。在实践中，客观结构化临床考试、SEGUE框架、《卡尔加里—剑桥指南》等评价工具也已经在我国得到应用。当然，还应该指出的是，我国医患沟通教学评价机制仍不健全，未来应该更加重视医患沟通教学的考核评价，将医患沟通教学评价有机地融合到客观结构化临床考试中，逐步建设中国特色医患沟通教学评价工具体系。

---

① 吴曦，陈剑春，刘建民.《卡尔加里—剑桥指南》在医患沟通技能教学中的应用 [J]. 中国医学教育技术，2013，27（02）：218-221.

② 张丽华，阮满真，李华，向莉，冯霞.《卡尔加里—剑桥指南》在急诊科护生沟通技巧培训中的应用 [J]. 护理学杂志，2012，27（11）：72-74.

（一）教育部门、医学院校应更加重视医患沟通教学评价

应当说，虽然我国相关教育标准强化了学生成绩评定的要求，但这些文件并不是专门针对医患沟通课程制定的，只是原则性地提出要求，却并没有就谁来评价、如何评价、采取什么方式评价等具体问题达成共识。所以，在这方面，我国需要更加重视医患沟通教学评价机制建设，在教育部门、医学院校的合力下推动医患沟通教学评价的健全完善。

1. 加快以能力为导向的学生考试评价改革

2020 年，《国务院办公厅关于加快医学教育创新发展的指导意见》（国办发〔2020〕34 号）要求，"加快基于器官系统的基础与临床整合式教学改革，研究建立医学生临床实践保障政策机制，强化临床实习过程管理，加快以能力为导向的学生考试评价改革"。为了落实这一文件，可以适时由教育部、卫生部联合推出《深化新时代医学教育评价改革总体方案》，对医学教育评价的指导思想、主要原则、改革目标、重点任务、组织实施等方面进行详细规定。具体到医患沟通教学领域，则应该在相关机构的指导下成立医患沟通教学指导委员会，由委员会牵头对医患沟通教学评价改革展开调研、提出方案、推动教改实验、反馈评价，形成以能力为导向的医患沟通教学评价方案，有针对性地开展学生发展评定、教师教学工作评价和课程、教材评价。

2. 推动教研共同体形成医患沟通教学评价共识

除了教育主管部门的统筹规划以外，推动教研共同体关注和重视医患沟通教学评价也非常必要。从国外情况看，《卡拉马祖共识声明》就是由美国和加拿大的 21 位医学教育专家通过开放式的反复研讨达成的。一般而言，这些专家的构成应该多元，涵盖课程开发、教学、沟通技能评估和

培训师培训等领域，包括不同医学专业，如基础医学、临床医学、中医学、中西医临床医学、口腔医学、护理学等。在探讨交流后，应该基于循证医学原理汇集最佳医学教育实践，就有效沟通评价要素，现实事例，评价对象、原则、方式等做出共识声明，从而推动相关领域教研的发展。

3. 激励医学院校主动就医患沟通评价开展教学改革

医学院校不仅应就医患沟通教育展开规划、设置课程，还应该不断地提升教学评价水平，促进医患沟通教育质量的提升。从国外情况看，《卡尔加里—剑桥指南》、哈佛交流技能表、利物浦沟通技能评估量表、SEGUE 框架等交流技能评估工具都是由医学院校自主开发推出的，并在教学实践中被广泛应用，取得了不错的效果。从前述国内研究情况看，北京大学、中国医科大学等高校教研团队也已经尝试引入 SEGUE 框架、《卡尔加里—剑桥指南》等工具作为医患沟通教学评价的方法。未来，我国应积极推动医学院校就医患沟通评价开展教学改革，通过评价方法创新，走出一条符合中国国情的医患沟通教学评价路径。

（二）将医患沟通教学评价有机地融合到客观结构化临床考试中

客观结构化临床考试已经成为医患沟通教学评价的重要方式。2015年，Härtl A 等在对德国、奥地利、瑞士等德语国家医患沟通教育调查后发现，在这些国家，除了笔试和演讲考核形式以外，客观结构化临床考试是使用最多的考核方式。在接收调研的 40 门医患沟通课程中有 31 门课程采用了客观结构化临床考试方法，并且有 19 门课程应用了学校自我开发的量表①。基于此，未来我国也可以加强客观结构化临床考试的推广应用，

---

① HÄRTL A, BACHMANN C, BLUM K, et al. Desire and Reality-teaching and Assessing Communicative Competencies in Undergraduate Medical Education in German-speaking Europe: A Survey [J]. GMS Zeitschrift für Medizinische Ausbildung, 2015, 32 (05): 1-27.

结合学校实际将医患沟通教学评价有机地融合到客观结构化临床考试中。

一方面，应加强多站式客观结构化临床考试的推广应用。据张勤等（2018）介绍，中国于1993年引入客观结构化临床考试。四川大学华西医学院、浙江大学医学院及九江医学院在获得有关单位资助后开始尝试标准化患者的培训及客观结构化临床考试的应用。2003年，北京协和医学院等8所主要医学院校开始实施"全球医学教育最基本要求"评估计划，全面引入客观结构化临床考试。之后，客观结构化临床逐渐成为中国医学院校临床专业医学生毕业考试的主要手段。此外，不仅西医院校采用，中医专业也开始应用客观结构化临床考试作为临床专业学生的毕业考试方式。2009年，客观结构化临床考试被纳入医师执业资格考试，成为我国临床医学考试主流手段之一。[①] 未来，应该积极推进客观结构化临床考试在临床医师培训、执业医师考试中的应用，使客观化能力评价成为医学教育评价的主流方式。

另一方面，应在多站式客观结构化临床考试中嵌入更多的医患沟通能力考核因素。孙璐等（2021）曾经对此进行分析研究，认为应注重以下4点：首先，考站设计。应该遴选医院大内科、大外科具有丰富临床、教学背景的资深专家进行多轮专家访谈和头脑风暴法，确定考站基本场景设置。根据场景设置进行考站现场布置，模拟病房或手术室谈话间布置。其次，根据专家头脑风暴讨论结果，设计评价量表。量表分为告知完整性和沟通能力两个考核维度。告知完整性维度的6项考核内容中，"是"或"否"分别对应分值为10分或0分。沟通能力维度的5项考核内容中，每项满分分值为8分。再次，开展标准化培训。事先由工作人员告知评委和

---

① 张勤，涂文记. 客观结构化临床考试理论与实践手册：基于北京协和医学院的经验 [M]. 北京：中国协和医科大学出版社，2018：17.

标准化患者考核流程。事先对标准化患者进行培训，设计标准化问题，如针对手术指征、预后、费用等提出质疑。最后，进行统计学处理。将回收的问卷进行数据录入，采用统计学软件进行统计学分析。①

（三）推动开发符合实际的医患沟通评价工具集

一方面，应积极推动对现有医患沟通评价工具的介绍、试验。实践证明，通过回顾和综合已有模式的基本要素，将有助于更好地选择工具。1999 年，《卡拉马祖共识声明》就是建立在对 5 种典型医患沟通评价工具地系统梳理之上的。它们分别是拜耳健康护理交流研究所 E4 模式（Bayer Institute for Health Care Communication E4 Model）、布朗面试检查表三功能模型（Three Function Model/Brown Interview Checklist）、《卡尔加里—剑桥指南》（*Calgary-Cambridge guideline*，C-CG）、以患者为中心的临床方法（Patient-centered clinical method）和 SEGUE 教学和评估框架（SEGUE framework for teaching and assessing communication skills）。② 就我国而言，选择的路径也可以是先详尽地介绍分析已有的评价工具，然后，再推动部分工具在我国局部地区试点，总结试点经验对工具信息和有效性形成判断。

另一方面，应结合实际发展中国特色的医患沟通评价工具。首先，工具的开发应该符合医患沟通评价的基本规律。例如，《卡拉马祖沟通技能评估表》指明：按照开始会谈、采集信息、体格检查、解释与方案制定、结束会谈的基本流程展开；采用直接观察真实患者、由标准化患者进行评分、对视频或录音互动进行评分等方式；使用利克特量表、必选项等方

---

① 孙璐，林箐，贾英雷，等. 客观结构化临床考试在主治医师医患沟通能力评价中的应用 [J]. 医院管理论坛，2021，38（03）：38-41.

② MAKOUL G. Essential Elements of Communication in Medical Encounters: the Kalamazoo Consensus Statement [J]. Academic Medicine, 2001, 76（04）：390-393.

法。① 其次，工具的开发应符合我国实际。应当对现有工具进行测评，吸收各种工具的长处。同时，还应分专业、分地区进行类型划分，体现特殊性。最后，应设立动态调整机制。通过试点—反馈—改进的路径，对教学改革中存在的问题进行梳理总结，并适时对工具进行调整。

总之，开展医患沟通教育的理论和实践研究具有重要意义。它不仅有助于加强医患沟通课程建设，有助于提升我国医学教育水平，还有助于化解潜在的医患纠纷和矛盾。应当说，开展医患沟通教育、培养医患沟通教育教师队伍、发展医患沟通课程，这些举措是提升医患沟通教育教学质量的重要方面。未来，我国医患沟通教育体系建设还需要在域外借鉴和本土实践基础上进一步加强，详细规划医患沟通能力目标、课程方案、教学方法和教育评估机制，使之有序发展、健康运行。

---

① https：//hsrc. himmelfarb. gwu. edu>cgi>viewcontent

参考文献

一、中文参考文献

（一）著作

1. 王锦帆，尹梅. 医患沟通［M］. 2版. 北京：人民卫生出版社，2018.

2. 王锦帆. 中国医改的协同与沟通［M］. 北京：光明日报出版社，2019.

3. 尹梅. 医学沟通学［M］. 北京：人民卫生出版社，2011.

4. 周桂桐. 医患沟通学基础［M］. 北京：人民卫生出版社，2012.

5. 周桂桐. 医患沟通技能［M］. 2版. 北京：中国中医药出版社，2017.

6. 周桂桐，马铁明. 临床接诊与医患沟通技能实训［M］. 北京：中国中医药出版社，2011.

7. 姜学林，赵世鸿. 医患沟通艺术［M］. 上海：第二军医大学出版社，2002.

8. 姜学林. 病房警示录：医患沟通案例评析［M］. 北京：人民军医出版社，2005.

9. 魏镜，史丽丽. 协和实用临床医患沟通技能［M］. 北京：中国协和医科大学出版社，2019.

10. 余小萍，胡鸿毅. 医患沟通理论与实践［M］. 北京：中国中医药出版社，2016.

11. 李钧. 医患沟通理论与实务［M］. 南昌：江西高校出版社，2014.

12. 俞丽丽，郑英如. 产科医患沟通手册［M］. 北京：人民军医出版社，2014.

13. 朱金富，周军. 医学心理与医患沟通［M］. 北京：人民军医出版社，2010.

14. 朱婉儿. 医患沟通基础［M］. 杭州：浙江大学出版社，2009.

15. 肖传实，李荣山. 实用医患沟通技巧［M］. 北京：军事医学科学出版社，2008.

16. 梁震宇. 人际关系与医患沟通［M］. 石家庄：河北人民出版社，2016.

17. 杨秉辉. 医患关系与医患沟通技巧［M］. 上海：上海科学普及出版社，2011.

18. 于莹. 医患沟通手册［M］. 上海：上海科学技术出版社，2007.

19. 袁国桢. 医患沟通实践指导手册［M］. 南京：东南大学出版社，2008.

20. 石晓兰. 医政制度与医患沟通应知应会手册［M］. 上海：上海浦江教育出版社，2014.

21. 王亚峰，霍修鲁，于春亚. 医生的困惑与反思：医患沟通与人性化服务［M］. 北京：人民军医出版社，2009.

22. 潘小炎，赵邦. 医患沟通［M］. 北京：科学出版社，2019.

23. 周文浩，李秋，王天有. 儿科人文与医患沟通［M］. 北京：人民卫生出版社，2020.

24. 郑哲，左秀丽. 医患沟通技能训练［M］. 北京：人民卫生出版社，2020.

25. 白冰. 医患沟通技巧及案例分析［M］. 北京：人民卫生出版社，2021.

26. 王岳，官锐园. 医患沟通艺术［M］. 北京：北京大学医学出版社，2019.

27. 田国华，王朝晖. 医患沟通［M］. 2 版. 北京：人民卫生出版社，2018.

28. 张军红. 河长制的实践与探索［M］. 郑州：黄河水利出版社，2017.

29. 严金海，昌敬惠. 医患沟通理论与实践［M］. 北京：人民卫生出版社，2021.

30. 金利，段若鹃，姜立，等. 医患沟通良方与实训［M］. 昆明：云南科技出版社，2017.

31. 左力. 肾脏常见疾病医患沟通图谱［M］. 北京：科学技术文献出版社，2019.

32. 何成森，周祎，毕清泉，等. 医患沟通教程［M］. 北京：人民卫生出版社，2016.

33. 张捷，高祥福. 医患沟通技巧［M］. 2 版. 北京：人民卫生出版社，2020.

34. 周晋. 医患沟通［M］. 北京：人民卫生出版社，2014.

35. 王凤华，石统昆，殳儆. 医患沟通实务［M］. 北京：化学工业出版社，2022.

36. 张捷，高祥福. 医患沟通技巧 [M]. 北京：人民卫生出版社，2015.

37. 王彩霞. 医患沟通 [M]. 北京：北京大学医学出版社，2013.

38. 周毅. 人际交往与医患沟通 [M]. 北京：北京大学医学出版社，2015.

39. 李惠君，郭媛. 医患沟通技能训练 [M]. 北京：人民卫生出版社，2015.

40. 刘翠英，朱永，高伟民. 医患沟通教程 [M]. 长春：吉林出版集团有限责任公司，2015.

41. 于秦曦. 牙科诊所的医患沟通 [M]. 北京：人民卫生出版社，2015.

42. 王爱英. 医学生医患沟通能力培养的理论研究与实践探索 [M]. 北京：科学技术文献出版社，2019.

43. 张民. 医患沟通艺术 [M]. 北京：光明日报出版社，2017.

44. 程繁银，张媛媛，王昭. 医患关系与医患沟通 [M]. 北京：中国社会出版社，2013.

45. 王富珍. 医患沟通实务 [M]. 太原：山西经济出版社，2010.

46. 田向阳，马辛. 医患沟通手册 [M]. 北京：人民卫生出版社，2014.

47. 郭启勇，任国胜. 医患沟通手册 [M]. 北京：人民卫生出版社，2016.

48. 刘新民，杨志寅，白波总. 医患行为与医患沟通技巧 [M]. 北京：人民卫生出版社，2012.

49. 刘江华，贺军. 医学生医患沟通教程［M］. 北京：人民卫生出版社，2010.

50. 孙绍邦，张玉，李明霞，等. 医患沟通概论［M］. 北京：人民卫生出版社，2006.

51. 王晶桐. 医患沟通以问题为基础的教学手册［M］. 北京：北京大学医学出版社，2015.

52. 刘惠军. 医学人文素质与医患沟通技能［M］. 北京：北京大学医学，2013.

53. 郭家平，王林虎. 架起医患沟通的桥梁［M］. 武汉：湖北科学技术出版社，2012.

54. 柳雪琴，赵会芹. 医患关系与沟通［M］. 西安：第四军医大学出版社，2015.

55. 刘云章，王发起. 医患沟通［M］. 石家庄：河北人民出版社，2018.

56. 夏曼，施宏伟. 医患沟通［M］. 北京：人民卫生出版社，2019.

57. 田国强. 医患沟通心理学［M］. 南昌：江西科学技术出版社，2019.

58. 王拥军. 脑卒中医患沟通图谱［M］. 北京：科学技术文献出版社，2018.

59. 刘俊荣. 医患冲突的沟通与解决 理论审视·沟通调适·冲突解决［M］. 广州：广东高等教育出版社，2004.

60. 张聪沛，张晓杰. 医患沟通技巧［M］. 北京：人民卫生出版社，2015.

61. 胡大一. 心脏常见疾病医患沟通图谱［M］. 北京：科学技术文献

出版社，2017.

62. 王亚丽，吴铮. 人工气道患者医患沟通交流手册［M］. 石家庄：河北科学技术出版社，2017.

63. 姜国和. 医患沟通［M］. 北京：新华出版社，2005.

64. 王一方，甄橙. 语言与沟通［M］. 北京：北京大学医学出版社，2019.

65. 古津贤，李大钦. 多学科视角下的医患关系研究［M］. 天津：天津人民出版社，2009.

66. ［美］KYUNG-SOOK KIM，ANTHONY M VALERI，刘彦珠，陈立新. 美国医院医患沟通情景对话精选（中英对照版）［M］. 北京：人民卫生出版社，2017.

67. ［英］PETER WASHER. 临床医患沟通艺术［M］. 王岳，主译. 北京：北京大学医学出版社，2016.

68. ［德］卡特琳·罗肯保赫，［德］奥利弗·德克尔，［德］伊韦·施特贝尔·里希特. 高效医患沟通的理论与方法［M］. 洪堃绿，王晓希，周馥，译. 北京：北京大学医学出版社，2020.

69. ［英］乔纳森·西尔弗曼，［加］苏珊·库尔茨，［英］朱丽叶·德雷珀. 医患沟通技巧［M］. 3版. 杨雪松，译. 北京：中国科学技术出版社，2018.

70. ［美］卡罗尔. 医患沟通实训指导［M］. 5版. 柳艳松，等译. 北京：中国轻工业出版社，2016.

71. ［英］库尔茨. 医学沟通技能教与学［M］. 2版. 王锦帆，译. 北京：人民卫生出版社，2018.

（二）论文

1. 王锦帆. 关于我国医患沟通内涵与目的的思考［J］. 中国医院管理，2007（03）：27-29.

2. 王锦帆，季晓辉，王心如. 构建"医患沟通学"的思考与探索［J］. 医学与哲学（人文社会医学版），2006（10）：48-49.

3. 王锦帆，季晓辉，王心如. 高等医学教育中开设医患沟通学课程的探索［J］. 中国高等医学教育，2004（06）：48-49.

4. 程芳，鄢红春，范磊.《医患沟通》课程思政教学探究［J］. 医学教育研究与实践，2022，30（03）：337-341.

5. 王清燕，尹兰义，闫雅鑫，等. "五习惯"医患沟通评价量表的构建及信效度研究［J］. 中国全科医学，2022，25（16）：1990-1994.

6. 吕炯，苗濒汶，朱慧勇，等. Mini-CEX 评估在口腔学员医患沟通能力培养中的应用［J］. 继续医学教育，2022，36（04）：37-40.

7. 韩晓航. 叙事医学干预前置胎盘术前谈话对医患沟通的作用研究［J］. 航空航天医学杂志，2022，33（04）：412-414.

8. 付洋，孙伊，李丽珊，等. 以患者感知角度为基础的医患沟通质量满意度研究［J］. 中国医学伦理学，2022，35（04）：374-379.

9. 杨芳，夏风飞. SP 结合 CBL 教学模式在医患沟通教学中的应用价值［J］. 中国中医药现代远程教育，2022，20（08）：197-198.

10. 梅春英，徐学华. 医学院校加强医患沟通教育探索［J］. 医学与哲学（A），2017，38（12）：72-74.

11. 陈国栋，刘江华，王梦瑶，等. 医学生医患沟通教学改革的探索性研究［J］. 医学与哲学（A），2017，38（03）：86-88.

12. 周翔宇，李涛. 早期接触临床对培养医学生医患沟通能力的作用分析 [J]. 中国医学伦理学，2017，30（01）：87-90.

13. 廖秋菊，赵义，魏廉，等. 情景模拟教学与案例教学结合在培养住院医师医患沟通能力中的应用 [J]. 中国病案，2016，17（07）：87-90.

14. 魏晓松，刘征，庄乾元，等. 3D打印技术在经皮肾镜取石术术前规划及医患沟通中的应用研究 [J]. 中华泌尿外科杂志，2015，36（12）：881-885.

15. 任朝来. 医患沟通的实用技巧 [J]. 医学与哲学（A），2015，36（06）：55-57.

16. 邓凤，欧阳运薇，王忠，等. 医学生的医患沟通技能教育现状调查 [J]. 重庆医学，2015，44（09）：1241-1243.

17. 王献蜜，薛蒙，邱霏，等. 医患沟通现状及医务社会工作介入空间 [J]. 医学与哲学（A），2014，35（12）：54-58.

18. 侯胜田，王海星. 我国公立医院医患沟通现状调查 [J]. 医学与社会，2014，27（09）：52-54.

19. 侯胜田，王海星. 国外医患沟通模式对我国和谐医患关系构建的启示 [J]. 医学与社会，2014，27（02）：51-54.

20. 侯胜田，张永康. 主要医患沟通模式及6S延伸模式探讨 [J]. 医学与哲学（A），2014，35（01）：54-57.

21. 袁伟伟，旋妮玲，陈志红. 我国医患沟通面临的困境及对策 [J]. 医学与社会，2013，26（06）：26-28.

22. 王芙蓉，张云，苗志敏，等. 医患沟通现况调查及改进对策 [J]. 中国卫生质量管理，2012，19（01）：49-52.

23. 李勇，王锦帆，许年珍，等. 角色扮演教学法在医学生医患沟通能力培养中的作用［J］. 中华全科医学，2011，9（11）：1809-1810.

24. 王娟，李莉，林文娟，等. 共情——改善医患沟通的新视野［J］. 医学与哲学（人文社会医学版），2011，32（11）：25-26.

25. 彭丽，冉素娟. 医学生医患沟通课程教学设计现状与反思［J］. 重庆医学，2011，40（25）：2594-2595.

26. 陈雯桦，匡莉. 医患沟通满意度影响因素研究［J］. 中国医学伦理学，2011，24（04）：513-514.

27. 沙悦，方卫纲，黄晓明，等. 北京协和医院内科住院医师医患沟通负面经历调查［J］. 医学与哲学（人文社会医学版），2011，32（07）：41-42.

28. 姜绮霞，姚定康，梁春，等. 早期接触临床培养医学生医患沟通能力的探讨［J］. 西北医学教育，2011，19（02）：255-256+259.

29. 朱开梅. 医患沟通在防范和解决医疗纠纷中的作用［J］. 医学与社会，2010，23（10）：54-56.

30. 李红，陈红，周庆环. 北京大学人民医院临床医学生医患沟通能力培养途径调查与分析［J］. 中国高等医学教育，2010（08）：125.

31. 杜舟，黄萍. 关于加强医学生医患沟通能力培养的探讨［J］. 中国高等医学教育，2010（03）：58-59.

32. 姚坚. 建立良好医患沟通　推进和谐医患关系［J］. 中国医学伦理学，2010，23（01）：28-29.

33. 王琼，吴小翎. 医患沟通从医学生抓起［J］. 重庆医学，2010，39（01）：123-124.

34. 谢保群. 论医患沟通中医生的语言沟通技能［J］. 医学与哲学（人文社会医学版），2010，31（01）：32-34.

35. 李斌，孙晓阳，王锦帆. 医患沟通障碍因素研究综述 [J]. 中国卫生事业管理，2009，26（05）：302-304.

36. 陈小奇，刘洁，孙家忠，等. 从国外经验看我国医学生的医患沟通教育 [J]. 中华医学教育杂志，2009（01）：51-52.

37. 陆晓庆，陈宁，李谨. 体验教学在医患沟通学教学中的应用 [J]. 中国高等医学教育，2008（11）：80-81.

38. 时吉庆，周建丽，康宁，等. 医患沟通技巧与和谐医患关系 [J]. 解放军医院管理杂志，2008（01）：39-40.

39. 曲书强，孙福川，周艳娟. 医患沟通：医患冲突防范及化解的特效处方 [J]. 医学与哲学（人文社会医学版），2007（03）：45.

40. 张慧. 对提高医学生医患沟通能力的探讨 [J]. 西北医学教育，2006，14（04）：362.

41. 王方松. 论医患沟通的实现 [J]. 江苏卫生事业管理，2006（01）：11-15.

42. 王劲，戴肖黎. 美国医学生医患沟通能力的培养及启迪 [J]. 全科医学临床与教育，2005（03）：166-167.

43. 李殿富，张铁山. 医患沟通的障碍 [J]. 中国医院管理，2005（09）：56-57.

44. 李国建. 关于医学生医患沟通能力的培养 [J]. 中国医学伦理学，2005（04）：12-13.

45. 王静，何忠正. 加强医患沟通　协调医患关系的必要性及策略分析 [J]. 中国医院，2005（03）：47-49.

46. 朱耀明. 浅谈医疗活动中的医患沟通与交流 [J]. 中华医院管理杂志，2004（10）：61-62.

47. 许峰，卢仲毅，王兴勇，等. 从医患关系现状看医患沟通在医学教育中的必要性［J］. 西部医学，2004（01）：91-92.

48. 黄丽英. 从医患关系的现状看医务社工在医患沟通中的作用［J］. 医学与社会，2004（01）：29-30.

49. 马红，田淑琴，高居忠. 加强医患沟通是减少医患纠纷的重要途径［J］. 中华医院管理杂志，2003（11）：50-51.

50. 吴建成，彭炜瑛. 医患沟通是医患关系的主题［J］. 医学与社会，2003（03）：37-38.

51. 卢仲毅. 从医患关系现状看医患沟通在医学继续教育中的必要性［J］. 重庆医学，2003（04）：385-386.

52. 卢仲毅，唐时奎. 实施医患沟通制　改善医患关系［J］. 中华医院管理杂志，2002（12）：25-27.

53. 耿玉如. 防止因医患沟通不当而引发医疗纠纷［J］. 中华医院管理杂志，2002（04）：37.

54. 陈秀丽，刘诗卉，陈伟，等. 医患沟通艺术：更有效的医患沟通技巧［J］. 中国医院，2019，23（07）：40-41.

55. 申丽君，孙刚. 基于 SEGUE 量表的医生医患沟通技能评价研究［J］. 中国全科医学，2017，20（16）：1998-2002.

56. 郑鹏，孙嫣然. 情景模拟教学与案例教学结合对培养住院医师医患沟通能力的效果［J］. 中国医药导刊，2017，19（01）：107-108.

57. 刘丽萍，冯涛. 临床医学实习生医患沟通能力调查及培养方法探究［J］. 重庆医学，2016，45（13）：1866-1868.

58. 夏云，李再，刘慧中，等. 某三甲医院医务人员对影响医疗纠纷的医患沟通因素的认知分析［J］. 中国医院，2016，20（01）：44-45.

59. 王丹旸，朱冬青. 医患沟通障碍的心理解析：信息交换视角 [J]. 心理科学进展，2015，23（12）：2129-2141.

60. 韩睿，施伟丽，李彦林，等. 医患沟通技能在临床医学生中的重要意义 [J]. 中国医药导报，2015，12（35）：140-143.

61. 赵铁夫，许学敏，马涵英，等. 标准化病人在医学生医患沟通模拟教学中的应用评价 [J]. 卫生职业教育，2015，33（01）：100-101.

62. 刘树奎. PBL 在临床医生医患沟通技巧培训中的应用 [J]. 中国医院管理，2014，34（11）：57-59.

63. 纪永章，陈家应，胡晓翔，等. 围医患沟通理论的研究现状与进展 [J]. 中国医院管理，2014，34（09）：78-80.

64. 高苹，吴小燕，夏冰，等. 加强临床医学生医患沟通能力培养的探讨 [J]. 中国高等医学教育，2013（01）：32-33.

65. 尚俊芳，杨慧，王洪奇. 医患沟通模式的比较研究 [J]. 医学与哲学（B），2012，33（09）：71-73.

66. 丁建，张少佼，陈玺华，等. 实习医生医患沟通现状的多中心调查与对策 [J]. 中国高等医学教育，2012（06）：58-59.

67. 缪春玉，张绍蓉，曾琴，等. 国内外医学生医患沟通能力培养方法的比较 [J]. 解放军护理杂志，2012，29（07）：43-46.

68. 刘成玉，李云芳，王元松，等. 医学生医患沟通能力的调查分析与培养措施探讨 [J]. 中华医学教育探索杂志，2012（03）：329-332.

69. 杨曦，白文佩. 妇产科临床实践中的医患沟通要点 [J]. 中国心理卫生杂志，2012，26（03）：161-164.

70. 修燕，张拓红. 从沟通过程模型谈医患沟通障碍 [J]. 中国医院管理，2012，32（02）：74-75.

71. 黄自发，姚志文，鲁翔，等. 医学生医患沟通培养模式和考评体系探讨 [J]. 医学与社会，2011，24（02）：87-89.

72. 赵萍，王俊平. 医患沟通的三层"修炼" [J]. 医学与哲学（人文社会医学版），2011，32（02）：41-42.

73. 吴颖，曾勇，姚定康，等. 应用标准化病人对八年制医学生医患沟通能力的考核评估 [J]. 中华医学教育探索杂志，2011（01）：118-121.

74. 卢珊蓉. 浅谈建立有效医患沟通的现实意义 [J]. 基层医学论坛，2011，15（01）：82-83.

75. 翟高峰，仇永贵. 加强医患沟通，构建和谐医患关系 [J]. 中华全科医学，2010，8（11）：1410+1412.

76. 安春平，程伟，闫忠红. 医患沟通技能的培养及意义 [J]. 医学与哲学（人文社会医学版），2010，31（09）：24-25.

77. 雒保军. 非语言沟通在医患沟通中的作用及技巧 [J]. 医学与哲学（人文社会医学版），2010，31（09）：28-29.

78. 邵永祥. 标准化病人教学方法在医患沟通实践教学中的探索 [J]. 中国医学伦理学，2010，23（03）：90-91.

二、外文参考文献

（一）著作

1. SILVERMAN J, KURTZ S, DRAPER J. Skills for Communicating with Patients [M]. CRC Press, 2016.

2. MCCABE C, TIMMINS F. Communication Skills for Nursing Practice

[M]. Macmillan International Higher Education, 2013.

3. LLOYD M, BOR R, NOBLE L M. Clinical Communication Skills for Medicine [M]. Elsevier Health Sciences, 2018.

4. KURTZ S, SILVERMAN J, DRAPER J, et al. Teaching and Learning Communication Skills in Medicine [M]. CRC Press, 2017.

5. HARGIE O. Training in Communication Skills: Research, Theory and Practice [M]. The Handbook of Communication Skills. Routledge, 2006.

6. MCKAY M, DAVIS M, FANNING P. Messages: The Communication Skills Book [M]. New Harbinger Publications, 2009.

7. SEN L. Communication Skills [M]. PHI Learning Pvt. Ltd., 2007.

8. JACOBSON S K. Communication Skills for Conservation Professionals [M]. Island Press, PO Box 7, Covelo, CA 95428, 1999.

9. HARGIE O, DICKSON D, TOURISH D. Communication Skills for Effective Management [M]. Macmillan International Higher Education, 2017.

10. GLENDINNING E H, HOLMSTRÖM B. English in Medicine: A Course in Communication Skills [M]. Cambridge University Press, 2005.

(二) 论文

1. BOISSY A, WINDOVER A K, BOKAR D, et al. Communication Skills Training for Physicians Improves Patient Satisfaction [J]. Journal of General Internal Medicine, 2016, 31 (07): 755-761.

2. BREDART A, BOULEUC C, DOLBEAULT S. Doctor-patient Communication and Satisfaction with Care in Oncology [J]. Current Opinion in Oncology, 2005, 17 (04): 351-354.

3. ARORA N K. Interacting with Cancer Patients: the Significance of Physicians' Communication Behavior [J]. Social Science & Medicine, 2003, 57 (05): 791-806.

4. PLATT F W, KEATING K N. Differences in Physician and Patient Perceptions of Uncomplicated UTI Symptom Severity: Understanding the Communication Gap [J]. International Journal of Clinical Practice, 2007, 61 (02): 303-308.

5. KAPLAN S H, GREENFIELD S, WARE JR J E. Assessing the Effects of Physician-patient Interactions on the Outcomes of Chronic Disease [J]. Medical Care, 1989: S110-S127.

6. CLACK G B, ALLEN J, COOPER D, et al. Personality Differences between Doctors and Their Patients: Implications for the Teaching of Communication Skills [J]. Medical Education, 2004, 38 (02): 177-186.

7. HA J F, LONGNECKER N. Doctor-patient Communication: A Review [J]. Ochsner Journal, 2010, 10 (01): 38-43.

8. TONGUE J, EPPS H R, FORESE L L. Communication Skills for Patient-centered Care: Research-based, Easily Learned Techniques for Medical Interviews that Benefit Orthopaedic Surgeons and Their Patients [J]. JBJS, 2005, 87 (03): 652-658.

9. Lee S J, Back A L, Block S D, et al. Enhancing Physician-patient Communication [J]. ASH Education Program Book, 2002 (01): 464-483.

10. KORSCH B M, GOZZI E K, FRANCIS V. Gaps in Doctor-patient Communication: I. Doctor-patient Interaction and Patient Satisfaction [J]. Pediatrics, 1968, 42 (05): 855-871.

11. KORSCH B M, FREEMON B, NEGRETE V F. Practical Implications of Doctor-patient Interaction Analysis for Pediatric Practice [J]. American Journal of Diseases of Children, 1971, 121 (02): 110-114.

12. CHANDRA R V, ARUNA C N, NANDAKISHORE K J, et al. Doctor - patient Relationship: A Review [J]. IJOCR, 2013, 1 (01): 11-13.

13. ORTH J E, STILES W B, SCHERWITZ L, et al. Patient Exposition and Provider Explanation in Routine Interviews and Hypertensive Patients' Blood Pressure Control [J]. Health Psychology, 1987, 6 (01): 29.

14. FALLOWFIELD L J, HALL A, MAGUIRE G P, et al. Psychological Outcomes of Different Treatment Policies in Women with Early Breast Cancer Outside a Clinical Trial [J]. British Medical Journal, 1990, 301 (6752): 575-580.

15. STEWART M A. Effective Physician - patient Communication and Health Outcomes: A Review [J]. CMAJ: Canadian Medical Association Journal, 1995, 152 (09): 1423.

16. KABA R, SOORIAKUMARAN P. The Evolution of the Doctor-patient Relationship [J]. International Journal of Surgery, 2007, 5 (1): 57-65.

17. MEAD N, BOWER P. Patient-centredness: A Conceptual Framework and Review of the Empirical Literature [J]. Social Science & Medicine, 2000, 51 (07): 1087-1110.

18. SZASZ T S, HOLLENDER M H. A Contribution to the Philosophy of Medicine: The Basic Models of the Doctor-patient Relationship [J]. AMA Archives of Internal Medicine, 1956, 97 (05): 585-592.

19. ONG L M L, DE HAES J C J M, HOOS A M, et al. Doctor-patient Communication: A Review of the literature [J] . Social Science & Medicine, 1995, 40 (07): 903-918.

20. RIDD M, SHAW A, LEWIS G, et al. The Patient-doctor Relationship: A Synthesis of the Qualitative Literature on Patients' Perspectives [J]. British Journal of General Practice, 2009, 59 (561): 116-133.

21. BALINT E. The Possibilities of Patient-centered Medicine [J]. The Journal of the Royal College of General Practitioners, 1969, 17 (82): 269.

22. BERLIN EA, FOWKES JR W C. A Teaching Framework for Cross-cultural Health Care: Application in Family Practice [J]. Western Journal of Medicine, 1983, 139 (06): 934-938.

23. BROWN J. How Clinical Communication has Become a Core Part of Medical Education in the UK [J]. Medical Education, 2008, 42 (03): 271-278.

24. RIDER E A, HINRICHS M M, LOWN B A. A Model for Communication Skills Assessment Across the Undergraduate Curriculum [J]. Medical Teacher, 2006, 28 (05): 127-134.

25. VON FRAGSTEIN M, SILVERMAN J, CUSHING A, et al. UK Consensus Statement on the Content of Communication Curricula in Undergraduate Medical Education [J]. Medical Education, 2008, 42 (11): 1100-1107.

26. BRÜNAHL C A, HINDING B, EILERS L, et al. Implementing and Optimizing a Communication Curriculum in Medical Teaching: Stakeholders' Perspectives [J] . Plos One, 2022, 17 (02): 1-14.

27. NOBLE L M, SCOTT-SMITH W, O'NEILL B, et al. Consensus

Statement on an Updated Core Communication Curriculum for UK Undergraduate Medical Education [J]. Patient Education and Counseling, 2018, 101 (09): 1712-1719.

28. BROWN J. Perspective: Clinical Communication Education in the United Kingdom: Some Fresh Insights [J]. Academic Medicine, 2012, 87 (08): 1101-1104.

29. LANGBERG E M, DYHR L, DAVIDSEN A S. Development of the Concept of Patient-centredness-A Systematic Review [J]. Patient Education and Counseling, 2019, 102 (07): 1228-1236.

30. WALKER L G. Communication Skills: When, Not If, to Teach [J]. European Journal of Cancer, 1996, 32 (09): 1457-1459.

31. COHEN A M, STAVRI P Z, HERSH W R. A Categorization and A-nalysis of the Criticisms of Evidence-based Medicine [J]. International Journal of Medical Informatics, 2004, 73 (01): 35-43.

32. HART I. Best Evidence Medical Education (BEME) [J]. Medical Teacher, 1999, 21 (05): 453-454.

33. M. HARDEN, JANET GRANT, GRAHAM BUCKLEY, IR HART R. BEME Guide No. 1: Best Evidence Medical Education [J]. Medical Teacher, 1999, 21 (06): 553-562.

34. CROSBY J R, DAVIS M H, FRIEDMAN R M, et al. AMEE Guide No. 14: Outcome-based Education: Part 5-From Competency to Meta-compe-tency: A Model for the Specification of Learning Outcomes [J]. Medical Teach-er, 1999, 21 (06): 546-552.

35. FRANK J R, SNELL L S, CATE O T, et al. Competency-based

Medical Education: Theory to Practice [J]. Medical Teacher, 2010, 32 (08): 638-645.

36. TALBOT M. Monkey See, Monkey Do: A Critique of the Competency Model in Graduate Medical Education [J]. Medical Education, 2004, 38 (06): 587-592.

37. SAUNDERS M. From ' ORGANISMS ' to ' BOUNDARIES ': The Uneven Development of Theory Narratives in Education, Learning and Work Connections [J]. Journal of Education and Work, 2006, 19 (01): 1-27.

38. DAVIS M H, HARDEN R M. Competency-based Assessment: Making It A Reality [J]. Medical Teacher, 2003, 25 (06): 565-568.

39. ASPEGREN K. Teaching and Learning Communication Skills in Medicine: A Review with Quality Grading of Articles [J]. Medical Teacher, 1999, 21 (06): 563-570.

40. GARCIA DE LEONARDO C, RUIZ-MORAL R, CABALLERO F, et al. A Latin American, Portuguese and Spanish Consensus on a Core Communication Curriculum for Undergraduate Medical Education [J]. BMC Medical Education, 2016, 16 (01): 1-16.

41. SHORTEN G D, DE ROBERTIS E, GOLDIK Z, et al. European Section/Board of Anaesthesiology/European Society of Anaesthesiology Consensus Statement on Competency-based Education and Training in Anaesthesiology [J]. European Journal of Anaesthesiology, 2020, 37 (06): 421-434.

42. KALET A, PUGNAIRE M P, COLE - KELLY K, et al. Teaching Communication in Clinical Clerkships: Models From the Macy Initiative in Health Communications [J]. Academic Medicine, 2004, 79 (06): 511-520.

43. LAIDLAW A, SALISBURY H, DOHERTY E M, et al. National Survey of Clinical Communication Assessment in Medical Education in the United Kingdom (UK) [J]. BMC Medical Education, 2014, 14 (01): 1-7.

44. ZIMMERMANN A, BAERWALD C, FUCHS M, et al. The Longitudinal Communication Curriculum at Leipzig University, Medical Faculty-implementation and First Experiences [J]. GMS Journal for Medical Education, 2021, 38 (03): 1-19.

45. GEBHARDT C, MEHNERT-THEUERKAUF A, HARTUNG T, et al. COMSKIL: A Communication Skills Training Program for Medical Students [J]. GMS Journal for Medical Education, 2021, 38 (04): 1-20.

46. HUMPHRIS G M, KANEY S. The Liverpool Brief Assessment System for Communication Skills in the Making of Doctors [J]. Advances in Health Sciences Education, 2001, 6 (01): 69-80.

47. TAYLOR C L, GREY N, SATTERTHWAITE J D. Assessing the Clinical Skills of Dental Students: A Review of the Literature [J]. Journal of Education and Learning, 2013, 2 (01): 20-31.

48. LUNDQUIST L M, SHOGBON A O, MOMARY K M, et al. A Comparison of Students' Self-Assessments with Faculty Evaluations of Their Communication Skills [J]. American Journal of Pharmaceutical Education, 2013, 77 (04): 1-6.

49. LANNING S K, BRICKHOUSE T H, GUNSOLLEY J C, et al. Communication Skills Instruction: An Analysis of Self, Peer-Group, Student Instructors and Faculty Assessment [J]. Patient Education and Counseling, 2011, 83 (02): 145-151.

50. MAUKSCH L, FARBER S, GREER H T. Design, Dissemination, and Evaluation of an Advanced Communication Elective at Seven US Medical Schools [J]. Academic Medicine, 2013, 88 (06): 843-851.

51. LOUREIRO E, FERREIRA M A, FRESTA M, et al. Teaching and Assessment of Clinical Communication Skills: Lessons Learned From a SWOT A-nalysis of Portuguese Angolan and Mozambican Medical Education [J]. Porto Biomedical Journal, 2017, 2 (02): 47-58.

52. HUMPHRIS G M, KANEY S. The Liverpool Brief Assessment System for Communication Skills in the Making of Doctors [J]. Advances in Health Sciences Education, 2001, 6 (01): 69-80.

53. BAIG L A, VIOLATO C, CRUTCHER R A. Assessing Clinical Communication Skills in Physicians: Are the Skills Context Specific or Generalizable [J]. BMC Medical Education, 2009, 9 (01): 1-7.

54. GILLIS A E, MORRIS M C, RIDGWAY P F. Communication Skills Assessment in the Final Postgraduate Years to Established Practice: A Systematic Review [J]. Postgraduate Medical Journal, 2015, 91 (1071): 13-21.

55. SMIT G N, MOLEN H T V D. Three Methods for the Assessment of Communication Skills [J]. British Journal of Educational Psychology, 1996, 66 (04): 543-555.

56. DIELISSEN P, BOTTEMA B, VERDONK P, et al. Attention to Gender in Communication Skills Assessment Instruments in Medical Education: A Review [J]. Medical Education, 2011, 45 (03): 239-248.

57. HÄRTL A, BACHMANN C, BLUM K, et al. Desire and Reality-

teaching and Assessing Communicative Competencies in Undergraduate Medical Education in German – speaking Europe: A Survey [J]. GMS Zeitschrift Für Medizinische Ausbildung, 2015, 32 (05): 1-27.

58. SHIRWAIKAR A. Objective Structured Clinical Examination (OSCE) in Pharmacy Education: A Trend [J]. Pharmacy Practice, 2015, 13 (04): 1-5.

59. NEWBLE D I, HOARE J, ELMSLIE R G. The Validity and Reliability of a New Examination of the Clinical Competence of Medical Students [J]. Medical Education, 1981, 15 (01): 46-52.

60. ADEYEMI S D, OMO-DARE P, RAO C R. A Comparative Study of the Traditional Long Case with the Objective Structured Clinical Examination in Lagos, Nigeria [J]. Medical Education, 1984, 18 (02): 106-109.

后记

　　我选择医患沟通教育这一主题进行研究，既是理论兴趣使然，也是实践探索需要。从理论层面看，医患沟通教育的基础理论尚显单薄，对其理论基础、功能价值、基本理念的研究还不深入。从实践层面看，医患沟通教育的实践展开还处在发展之中，需要构建符合医患沟通教育一般规律同时又切合中国实际的医患沟通教育体系。

　　实际的研究过程充满艰辛。一是收集资料不易。深入这一领域就会发现，专门从教育视角而不是活动视角展开的研究比较鲜见。因此，不仅需要熟悉教育学原理的内容，还需要拓展医学专业知识。不仅需要熟悉国内的实践情况，还需要了解国外的研究动态。不仅要把握理论知识，还需要掌握实践信息。二是形成观点不易。每一处观点的提炼都经历了材料收集、归纳整理、比较分析、总结反思的漫长过程。偶有思路畅通时的豁然与欣喜，但更多时候则是困顿疲乏中的坚持与思考。

　　在书稿付梓之日，心中满是感激！感谢师友和家人的暖心鼓励！感谢光明出版社编辑老师专业细致的编校！感谢学院的大力支持！本书出版得到了湖南中医药大学校级重点学科马克思主义中国化的资助。

　　当然，本书还只是初步探索，问题疏漏肯定很多，也请大家指正！

王超

2022 年 3 月 1 日于湖南长沙岳麓山下

232